つらい更年期症状を食べて改善!

ご自愛薬膳

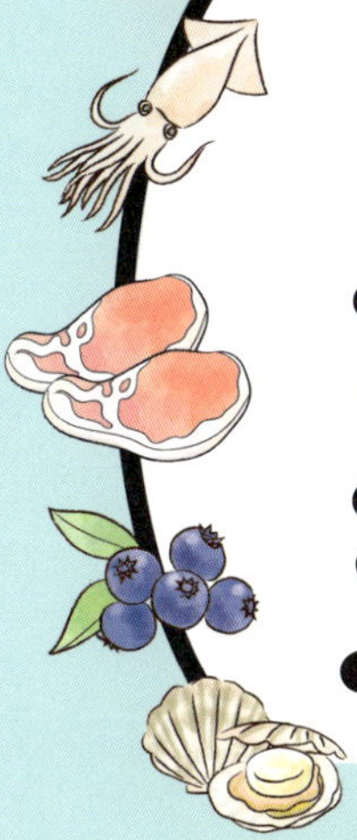

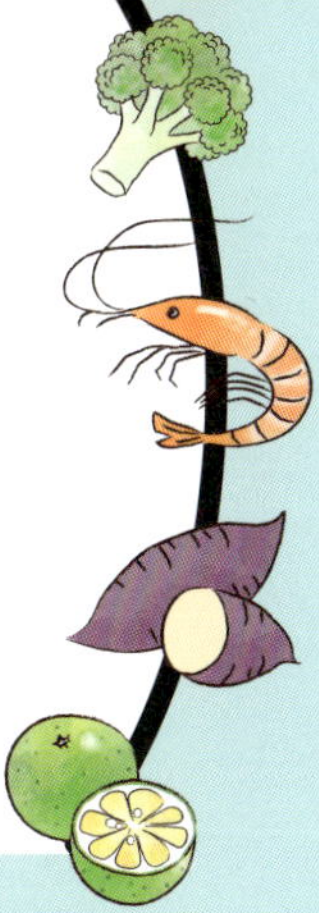

スーパーの棚が
あなたの薬箱に大変身!

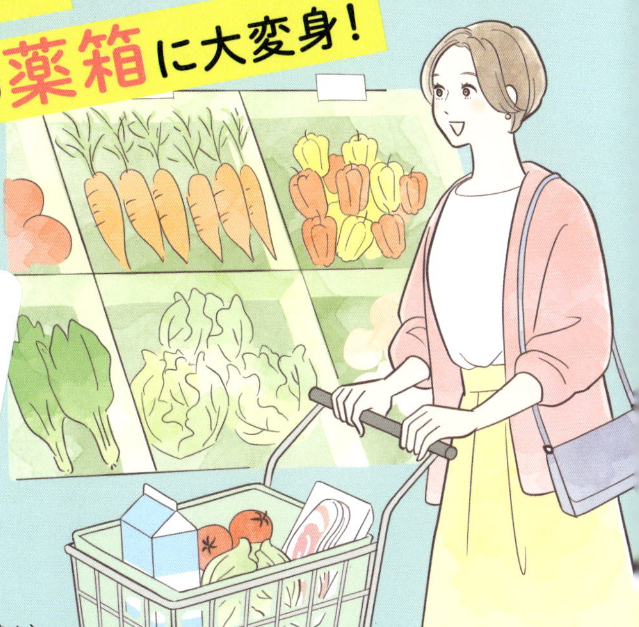

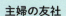

田野岡亮太
(再春館製薬所
国際薬膳調理師・予防医学指導士)

主婦の友社

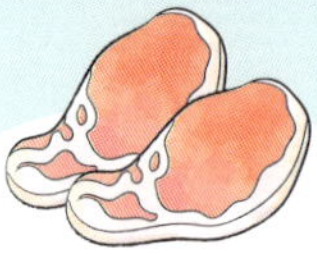
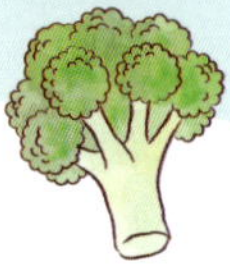
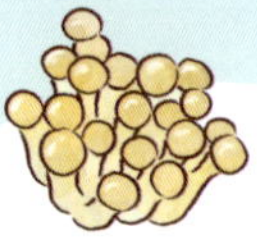

中医学は「身体のトリセツ」。身体の仕組みと悩みの原因を理解すれば、自分自身で症状を改善できる

最近は、女性特有の悩みにテクノロジーの力で解決へと導く、「フェムテック」という動きが世界的に活発になってきています。女性の身体の不調や痛みについて、社会全体が理解を示していくべきだという考え方が定着しつつあります。いままでは、たとえば女性特有の下腹部の痛みや生理痛、更年期障害といった症状は、「女性なのだから当たり前。がまんするしかない」という風潮があり、これらの悩みを抱えながら暮らしている女性がどれほど多かったことか、察するに余りあります。

私は漢方の製薬会社に勤めるかたわら、以前から中医学を勉強していて、知れば知るほど中医学というのは「身体のトリセツ」だと感じていました。また、国際薬膳調理師でもある私は、昔から料理をすることが大好きで、薬膳の専門的な知識や理論のもとに、薬膳を通して健康な食生活の提案もしてきました。これらの経験を活かして、不調や痛みを抱えながら生活されている女性のために、自分に何かできないか考えていました。

私の周りには、更年期症状を抱えて、本当につらくて悩まれていても、「加齢なのだから

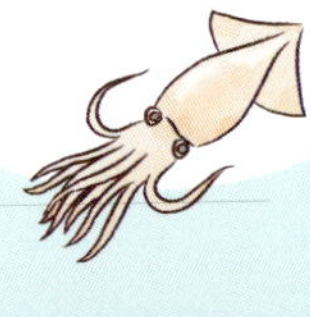
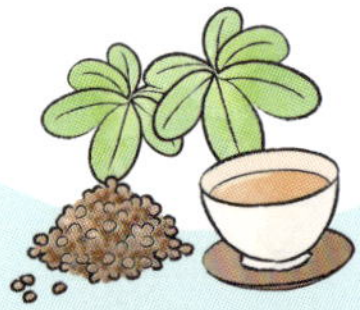

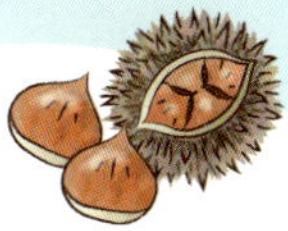
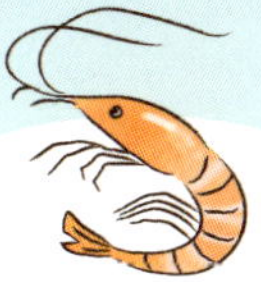
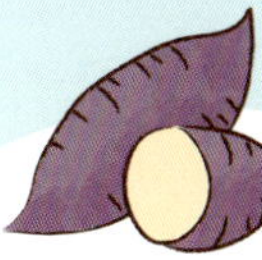

仕方ない」となすすべもなくあきらめさせられている方を多く目にしていました。身体の不調や痛みが出るのは、身体というおおもとを知る機会が得られないがために、生活習慣の中で間違った理解や行動を行ってしまうことが原因です。まだまだ完璧ではありませんが、中医学を学ぶ中で身体のトリセツを知って、「もっと自身の身体を理解していただければ、自分の力で症状を改善することはできるのに…」と感じていました。

また、すでに症状が出ている方だけでなく、症状が出ないように予防する方法を模索されている方も少なくありません。それであれば私なりにメソッドを組み立て、一刻も早くお届けしようと思い立ったのが本書出版のきっかけです。トリセツといっても特別なものではなく、日々の食事で何を食べて身体に働きかけるかがポイント。つまりどなたでもできる方法なのです。

誰もがすぐに始められる、スーパーマーケットの食品棚が薬膳の宝庫になる「田《た》野《の》岡《おか》メソッド」。

本書の中で一番気がかりだったのは、中医学というと、「むずかしい」という印象をお持ちの方が多い点です。また、薬膳と聞くだけで、「特殊な食材」を使うものと思われがちですが、

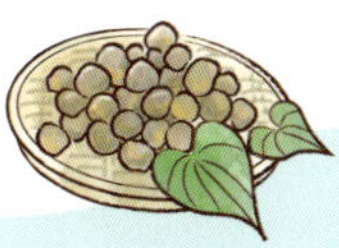
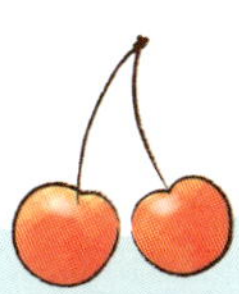
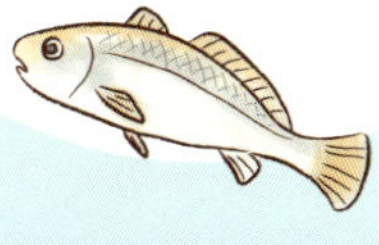

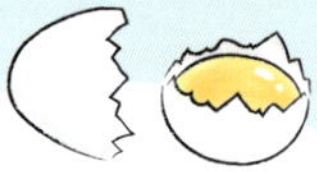
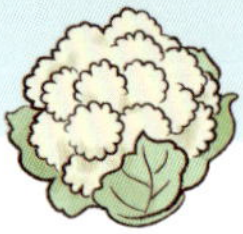
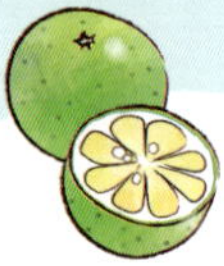

薬膳は、身近な食材の効能を知り、自分のいまの身体が必要としている効能を日々の食事で摂り入れることこそ大切としています。そこで、中医学や薬膳を知らなくても、本書を読めば、簡単に自分の身体のトリセツがわかるようにしました。また、食材についても近所のスーパーマーケットで手に入るものを中心に、誰でもすぐに始められるようにしています。

また、中医学と漢方の違いがわかりにくいと思っていらっしゃる方も多いと思います。漢方は中医学をもとにしながら日本で独自に発展したもので、症状に合わせた漢方薬を合理的に選択する仕組みのようなもの。一人ひとりの身体を理解することから始まる中医学とはニュアンスの異なりがあります。

本書は中医学、そして薬膳の基本的な考えをベースに、むずかしい説明をいっさい省いて、すぐに取り入れやすいメソッドにしたものです。

まずは、自分の不調や痛みに対して向き合ってみてください。それを当たり前だと思わず、がまんをしないでください。そして、ぜひ本書を片手にいつものスーパーマーケットにお出かけください。スーパーマーケットの棚には、薬膳の効能がたっぷりの、あなた自身の身体に寄り添い、改善してくれる食材たちが並んでいます。それらを毎日の食卓に美味しく取り入れて、ぜひご自愛ください。

再春館製薬所　国際薬膳調理師・予防医学指導士　田野岡亮太

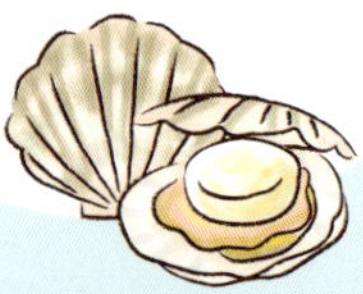
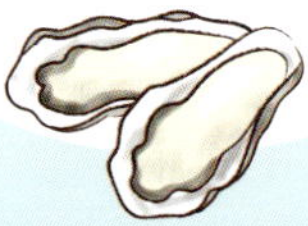

ご自愛薬膳 目次

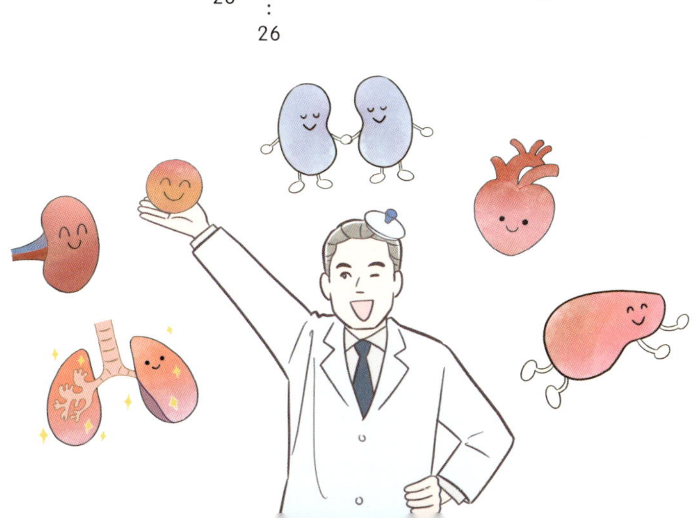

Part 2

ご自愛食材を知ろう！…40

スーパーマーケットは薬膳の宝庫。

食材リスト 野菜…43

食材リスト 果物・穀物…57

食材リスト 海鮮…71

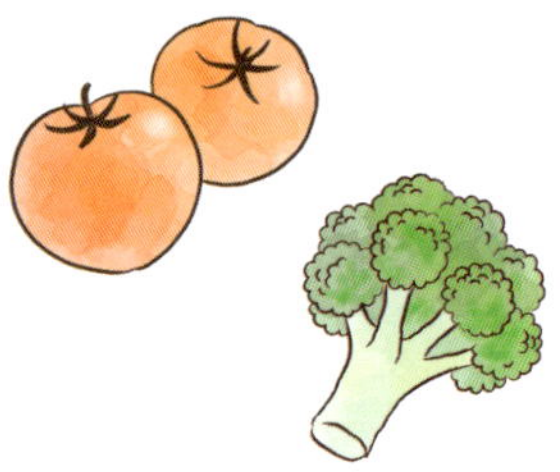

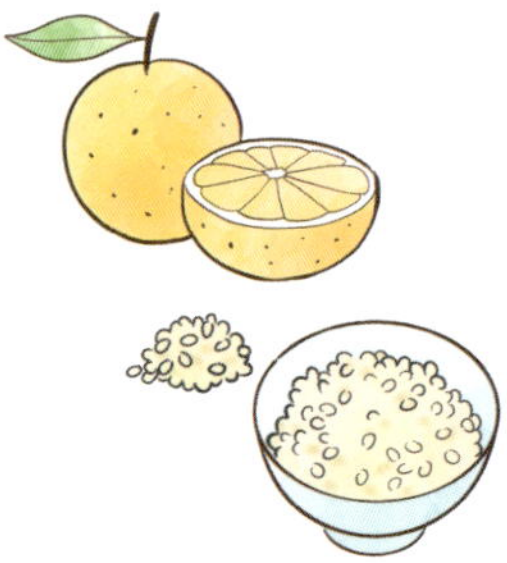

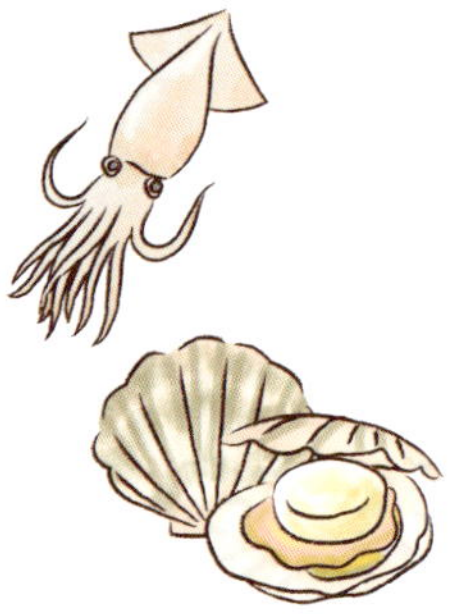

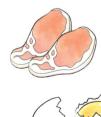

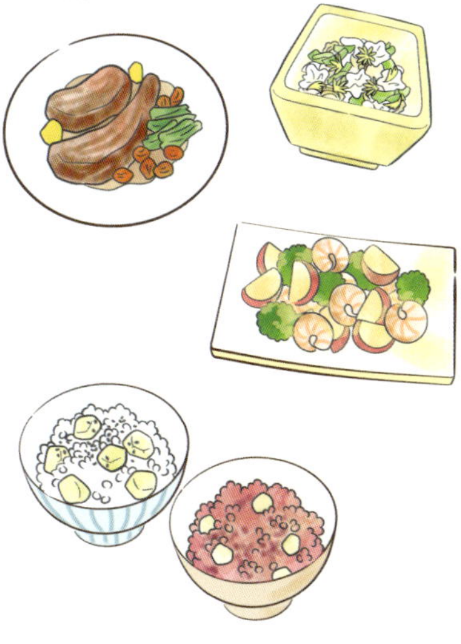

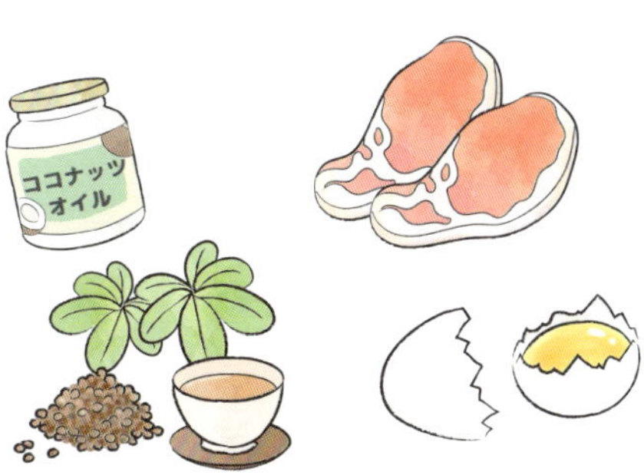
ココナッツ
オイル

更年期がラクになる

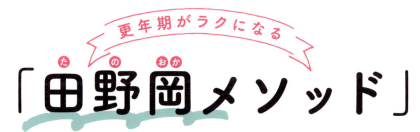

「田《た》野《の》岡《おか》メソッド」

はじめて物語

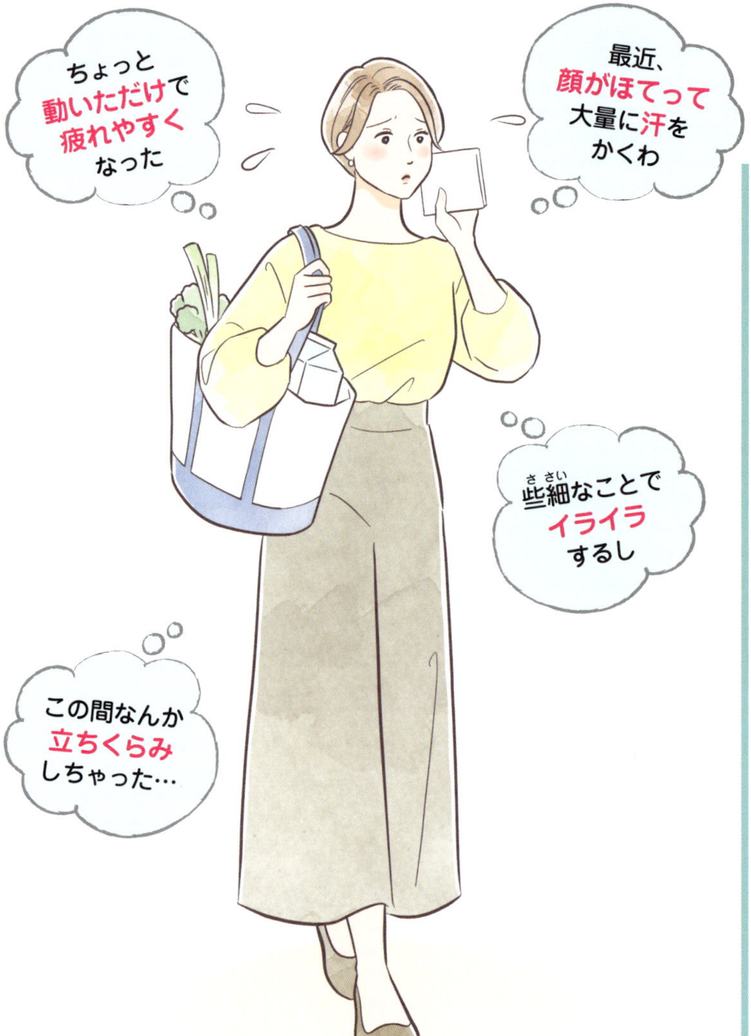
ちょっと動いただけで疲れやすくなった
最近、顔がほてって大量に汗をかくわ
些細《ささい》なことでイライラするし
この間なんか立ちくらみしちゃった…

A子さん（50歳）は、
最近心や身体の不調が気になっています。

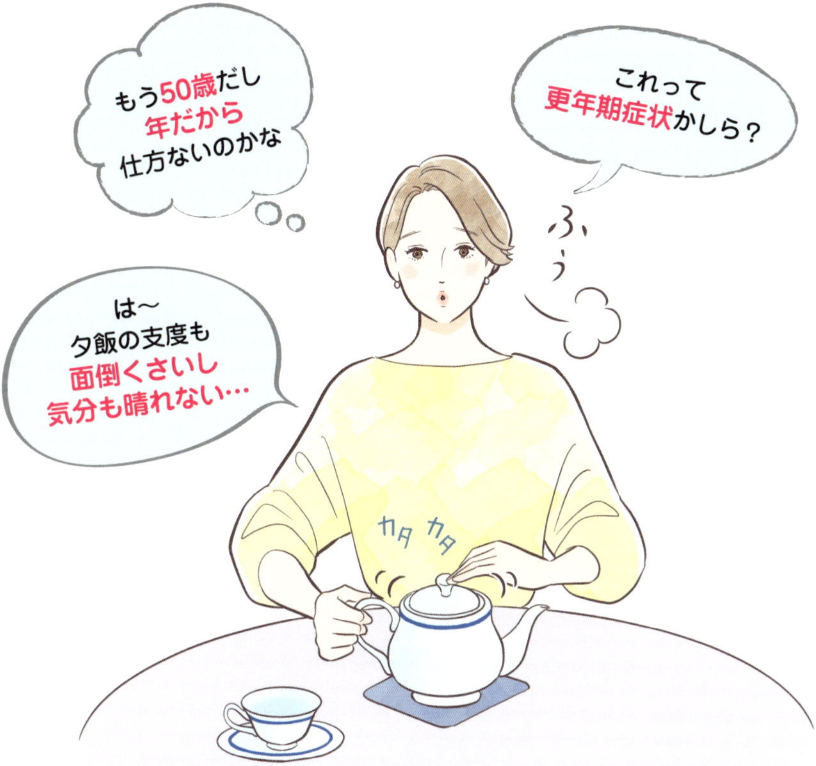
もう50歳だし
年だから
仕方ないのかな
これって
更年期症状かしら？
ふぅ
は〜
夕飯の支度も
面倒くさいし
気分も晴れない…
カタ カタ

「更年期かも」と気づいた年齢は？

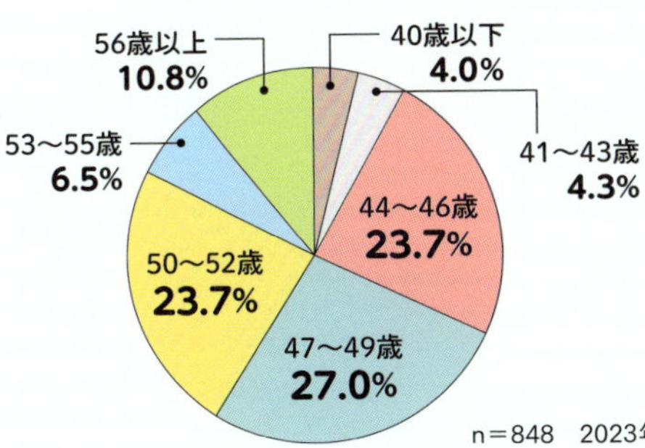
56歳以上
10.8%
40歳以下
4.0%
41〜43歳
4.3%
44〜46歳
23.7%
47〜49歳
27.0%
50〜52歳
23.7%
53〜55歳
6.5%

更年期に気づいた年齢で最も多かったのは50歳で107人、2位は45歳で96人、3位は47歳で82人。閉経前後に気づく人が多いようです。

n＝848　2023年7月オトナサローネ編集部（主婦の友社）調べ

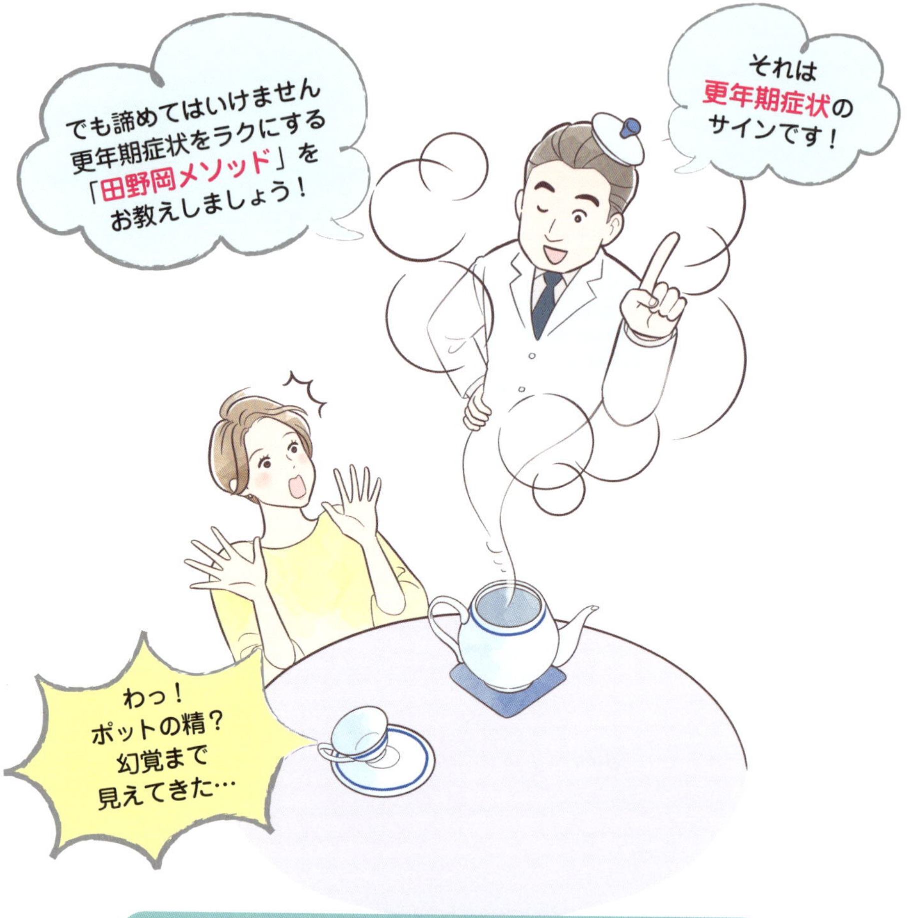
でも諦めてはいけません
更年期症状をラクにする
「田野岡メソッド」を
お教えしましょう！
それは
更年期症状の
サインです！
わっ！
ポットの精？
幻覚まで
見えてきた…

更年期症状のサイン、何で気づいた？

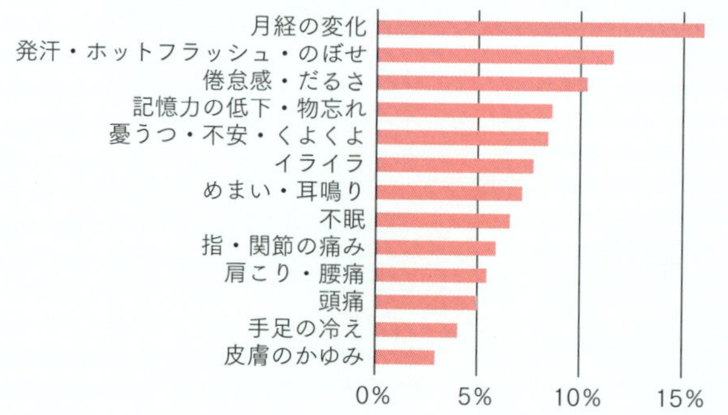

複数回答可　n＝848　2023年７月オトナサローネ編集部（主婦の友社）調べ

１位は「月経の変化」ですが、生理周期が長くなったり短くなったり、経血量が増えたり減ったりと症状はさまざま。心身両面に不調が出ることがわかります。

全部で3つ 更年期がラクになる 田野岡《たのおか》メソッド

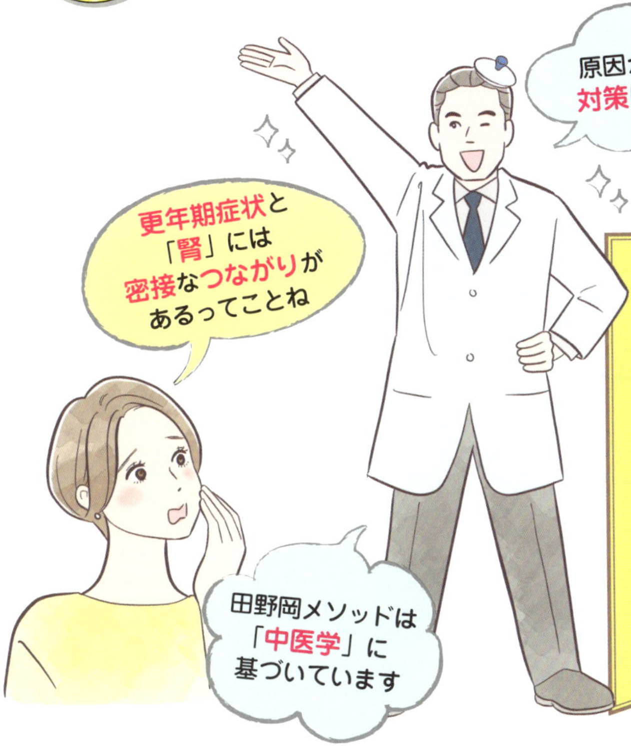
原因がわかれば
対策は簡単です
更年期症状と
「腎」には
密接なつながりが
あるってことね
田野岡メソッドは
「中医学」に
基づいています

その1 「腎《じん》」の衰えが更年期症状の基本原因

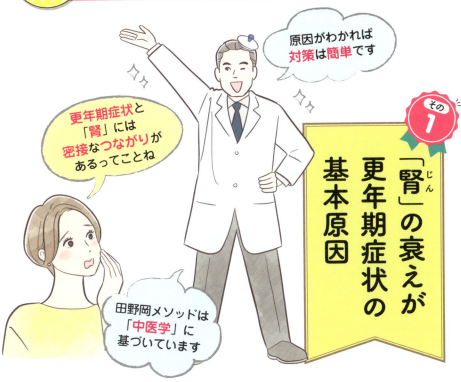

中医学でいう「腎」とは？

「腎」は臓器の「腎臓」を含む、「膀胱《ぼうこう》」「尿道」「子宮」「卵管」といった、おへそより下にある臓器で構成された機能全体を指します。

おへそより下にある
臓器機能全体のこと

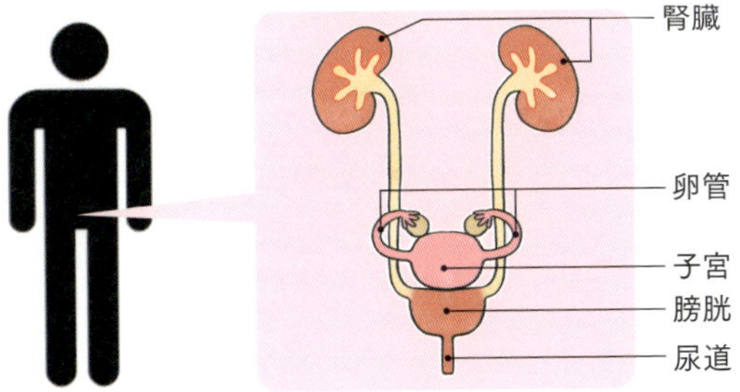
腎臓
卵管
子宮
膀胱
尿道

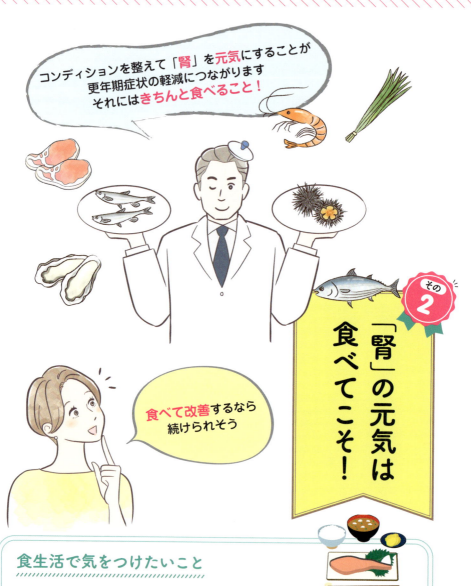

その2

「腎」の元気は食べてこそ！

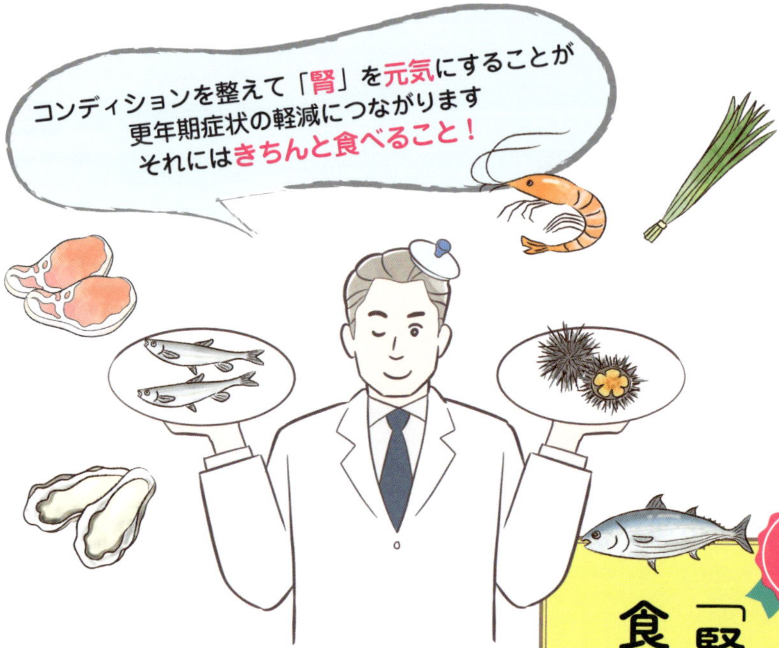
コンディションを整えて「腎」を元気にすることが
更年期症状の軽減につながります
それにはきちんと食べること！

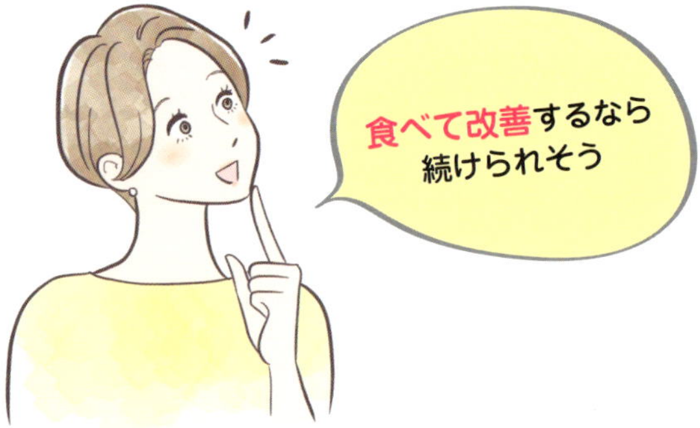
食べて改善するなら
続けられそう

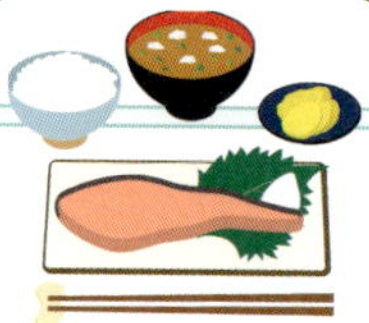

食生活で気をつけたいこと

- 朝ごはん抜きはNGです。
- 食材の偏りに注意（例：甘いものや辛いものばかり食べる等）。
- 食事は、彩りのバランスを考えて組み立てましょう。
- 「すぎる」は禁物（例：油っこすぎる、辛すぎる）。
- お酒はほどほどに。
- 暴飲暴食を避けて、食事時間を規則正しく。

その3

身近なスーパーの食材でOK！

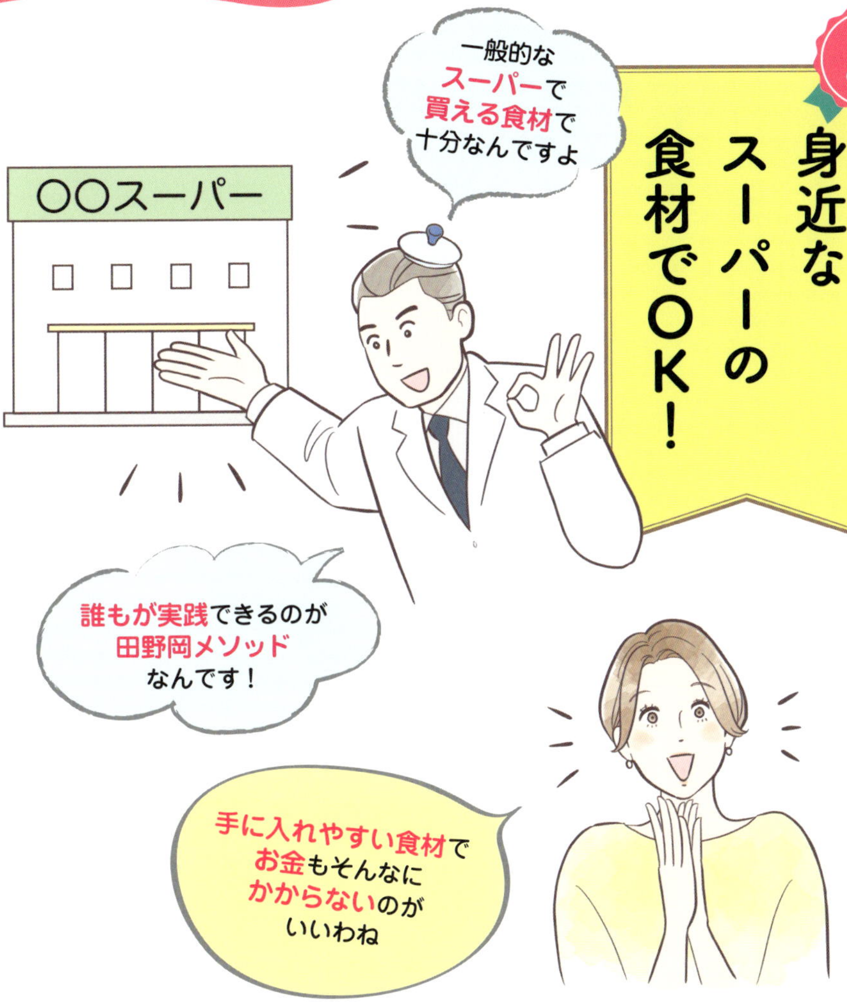
〇〇スーパー
一般的なスーパーで買える食材で十分なんですよ
誰もが実践できるのが田野岡メソッドなんです！
手に入れやすい食材でお金もそんなにかからないのがいいわね

スーパーマーケットを上手に活用しよう

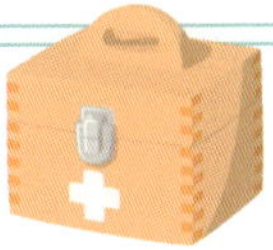

- 安価で鮮度もいい旬の食材を、できるだけとり入れましょう。
- 時間のないときには無理をせず、できあいの総菜も活用OK。
- インスタント食品を控えましょう。
- 慣れてくると食品の陳列棚が「薬箱」に見えてきます。
食材を買う時間を楽しみに変えましょう。

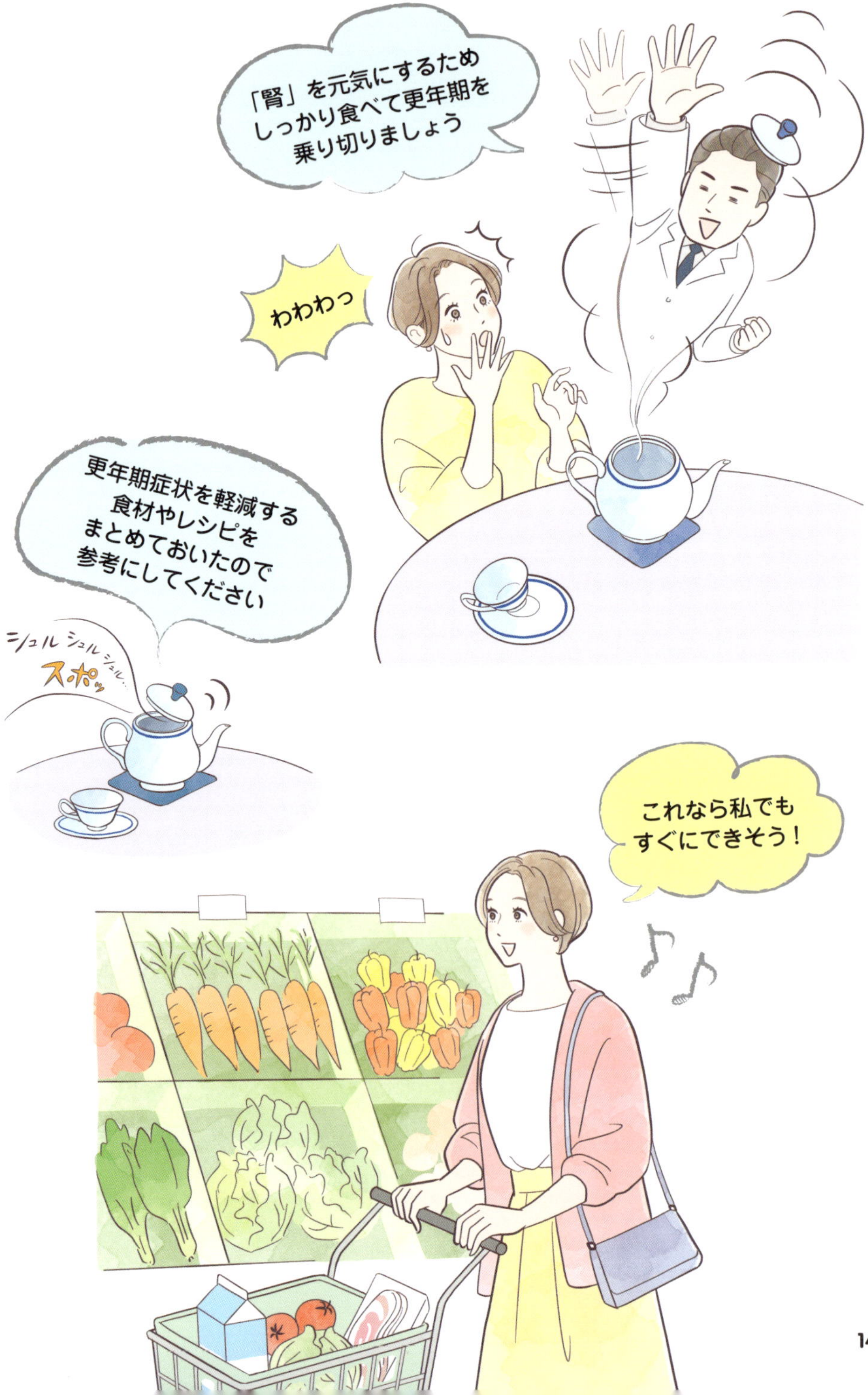
「腎」を元気にするため
しっかり食べて更年期を
乗り切りましょう
わわわっ
更年期症状を軽減する
食材やレシピを
まとめておいたので
参考にしてください
シュル シュル シュル…
スポッ
これなら私でも
すぐにできそう！

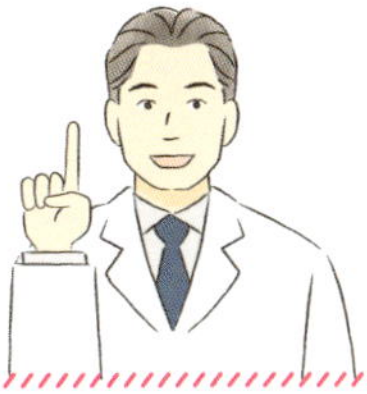

更年期がラクになる 田野岡メソッドのまとめ

その1 「腎」の衰えが更年期症状の基本原因

「腎」とは泌尿器、生殖器、腎臓などの機能全体を示し、人の発育、成長、生殖、老化を司ります。また、「腎」が蔵する「腎精《じんせい》」という生命エネルギーは、生涯を通し、身体全体の機能を支えています。「腎」の衰えからくる「腎精」の不足が、更年期に症状が出てしまう大もとの原因なのです。

その2 「腎」の元気は食べてこそ！

「腎精」には、両親から授かった「先天《せんてん》の精《せい》」と、成長の過程で補充される「後天の精」があります。「後天《こうてん》の精《せい》」を豊かにすることが、元気と健康の源です。そのために大切なのは、「腎」と「腎精」を養う「食物」を食べること。「腎」の元気は心身の元気。食事をおろそかにしないでくださいね！

その3 身近なスーパーの食材でOK！

「薬膳」では、すべての食材に効能があると考えられています。つまり、特殊で高価な食材ではなく、スーパーマーケットで手に入る身近な食材が活用できます。それぞれの効能を知り、自分の体調にあった食材を選んでいくことが大切です。そうとわかるとスーパーの食品棚が薬箱に見えてきますね！

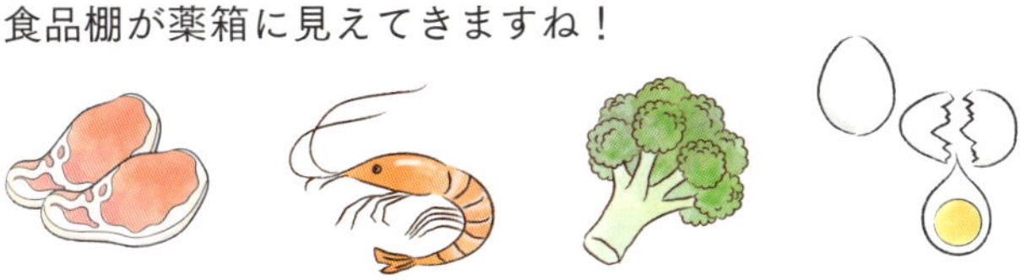

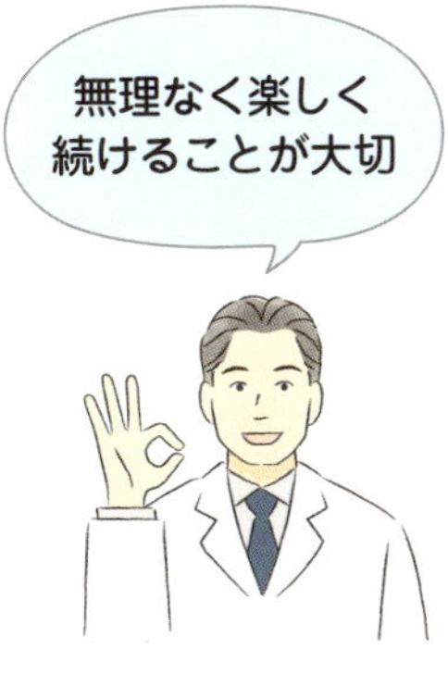
無理なく楽しく
続けることが大切

Part 1

きちんと知れば怖くない！「更年期」について正しく理解しよう

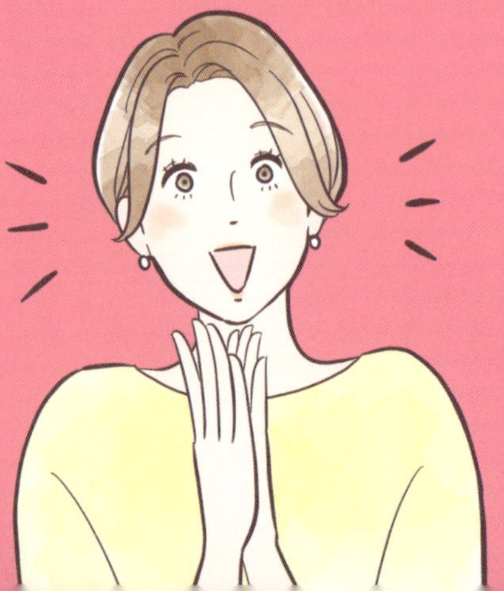

更年期と聞くと、みなさんはどのようなイメージが思い浮かびますか？　女性の場合、それまで何十年にも渡り経験してきた月経が停止する、身体にとっての大きな節目。そのためホルモンバランスが大きくゆらぎ、身体に不快な症状や痛みなどといった変化が生じる時期。そんなイメージではないでしょうか。実際、更年期症状は個人差が大きく、その度合いも人それぞれ。更年期になってみないと、どのような症状が表れるのか（または表れないのか）は正確にはわかりません。また症状が表れた場合、どう対処してよいのかわからない方が多いのも事実です。本書は、そんな更年期の身体の変化を中医学的に理解し、誰もが日々の食を通して改善できる方法をお伝えするものです。Ｐａｒｔ１では、更年期そのものをわかりやすく解説しています。更年期の「なぜ？」がパズルを解くようにわかるはずです。

人間の身体は生物としてプログラミングされている

「あなたの人生の目的は何ですか？」。そんな質問をみなさんにしたら、十人十色の答えが返ってくるはずです。たとえば、「社会に貢献したい」、「語学をマスターしたい」、「家を建てたい」、「家庭を築きたい」等々、さまざまでしょう。人はこの世界に生を受けると同時に社会の中で成長していきます。そのため目的の多くは、社会環境の中で育まれることが自然の流れとなってきます。しかし人も、花や木、鳥や魚、虫などと同じ生物の一種であることに違いはありません。古来より変わらない生物の目的の一つは種を存続させ、子孫を作り、次の世代へと命をつないでいくこと。もちろん、現在の社会状況の変化や個人の考え方などで子孫を持つかどうかは、各人の選択が尊重されるべきです。ですが、人間の発育、成長の過程や変化は、「子孫を残す」という、生物としてプログラミングされているのも事実です。二千年以上前に書かれた中国最古の中医学書『黄帝内経《こうていだいけい》』では、女性の身体（生殖能力）は7の倍数で節目が来ると説いています。

女性の身体は7年ごとに節目が来る

- **0歳** 誕生
- **7歳** 腎精が活発になり、永久歯が生え、髪が伸びる
- **14歳** 天癸が発生し、月経が始まり、子どもが産める身体になる
- **21歳** 腎精が身体のすみずみまで行きわたる
- **28歳** 髪の毛が豊かで、女性として身体が最も充実する
- **35歳** 消化機能が衰えはじめて、顔がやつれ、髪が抜けやすくなる
- **42歳** 顔のシワや白髪が目立ち、心身の不調が起こりやすくなる
- **49歳** 天癸が出なくなり、閉経して、子どもを産むことができなくなる

身体の中で、生殖能力に関わるのが「腎《じん》」の機能です。中医学での「腎」は単に臓器の腎臓のことではなく、「腎」という機能全体を指しています。「腎」には、身体の成長、発育、生殖を司り、そのほかの臓腑の機能を維持するためのエネルギー「腎精《じんせい》」を蓄える働きがあります。「腎精」は、人の身体のすべてを支える根源的な力ともいえます。身体の発育とは「腎精」の蓄積作業ともいえ、「腎精」が十分量貯まると生み出される「天癸《てんき》」（性ホルモン）がピークになる28歳頃、女性は生命エネルギーに満ちあふれ、身体は充実し、生殖能力も最盛期を迎えます。

その後、年齢とともに徐々に「腎」の機能が衰え、「天癸」が減り始め、49歳頃になると生殖に必要な「天癸」ラインを下まわり、閉経するだけでなく、身体の至るところに不調などが表れてきます。これが更年期症状といわれるものです。

更年期は、閉経を挟んだ45～54歳前後の10年間を示すことが多く、一般的には40代後半から症状が表れることが多いようです。もちろん、個人差はありますが、現代女性の身体の変化が、二千年以上も前の中医学書に示されているのは、それが普遍的な「身体のトリセツ」だからですね。

「腎精」がたまると「天癸」が出て、腎精が減ると天癸から影響が及ぶ

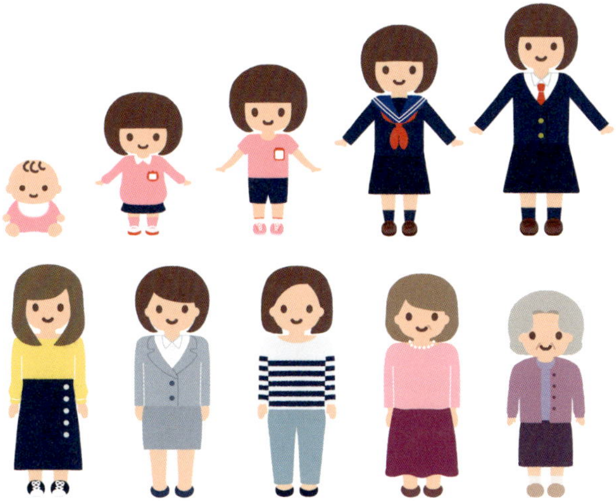

更年期症状について、西洋医学の捉え方と中医学の捉え方

更年期になり、さまざまな不調や痛みといった症状が見られることを、「更年期症状」と呼びます。そのうち日常生活に支障をきたすほどの重い症状は「更年期障害」と呼ばれます。その症状は多岐にわたり、一番多いのが、「発汗」「ホットフラッシュ」「のぼせ」といった症状です。これは、顔や身体が急に熱くなったり、ぼうっとしたり、突然大量の汗をかいてしまうといった症状です。閉経前後の女性にこういった症状が急に表れたら、更年期症状に結びつきやすいでしょう。しかし、「憂うつ」「頭痛」「関節の痛み」「不眠」といった、それまでも経験しがちだった症状の場合、それらが更年期症状だとは認識しづらいため、多くの女性が何かしらの自覚症状を抱えながら、病院に行くべきか、放っておけば治るのか、それとも何か他の病気なのか、判断に迷っているのではないでしょうか。

西洋医学では、更年期症状は、卵巣から分泌される女性ホルモン「エストロゲン」が急激に減少し、ホルモンバランスが乱れることが原因とされています。そのこと自体は間違いではありませんが、エストロゲンの減少を招く大もとは、「腎」機能の衰えから成る「腎精・腎陰」の不足なのです。病院で更年期障害と診断された場合、ホルモン補充療法が行われたり、漢方が処方されたり、心の症状だと診断され、抗うつ剤や抗不安剤が処方されることもあります。しかし、

表1　更年期に多く見られる症状

1位	**発汗、ホットフラッシュ、のぼせ**		
2位	倦怠感、だるさ	**6位**	不眠
3位	憂うつ、不安、くよくよ	**7位**	関節の痛み
4位	イライラ	**8位**	頭痛
5位	めまい、耳鳴り	**9位**	手足の冷え

表は、女性が更年期になったときに表れる症状を降順にしたものです。（主婦の友社実施アンケート集計より）

それらは根本の改善ではなく、対症療法として捉えるべきなのです。

更年期の症状に個人差がある理由は？

また、更年期の症状は人によって、その時期や重さも違います。どうして個人差があるのでしょうか？　女性は誕生してから成長するにつれて「腎精」の量が上昇し、十分量の「腎精」となると「天癸」が出されます。天癸はピークになる28歳頃を境に下降して閉経する年齢へと到達します。それ自体は老化という自然の摂理です。ただその到達のあり方が問題なのです。私はよく、天癸の減少について、飛行機の着陸に例えて伝えています。天癸の減少が緩やかな下降線を描いてソフトランディングする人は、比較的更年期の症状が軽い、または自覚がないケースがほとんどです。逆に急降下して地面に激しくハードランディングする人は、必ずといっていいほど更年期の症状が出て、急降下するほど症状は重たいのです。

では、ソフトランディングする人とハードランディングする人との違いはどこにあるのでしょう。それは中医学で捉えると、やはり「腎」の機能を養生してきたかどうか。つまり、「腎」の機能を養う食物を摂ってきたかどうかが大きいのです。食事以外でも、月並みではありますが、質の良い睡眠をとってきたか、ストレスがなかったか、不摂生をしてこなかったか、無理をし過ぎていなかったか。そういったライフスタイルの質にも影響されます。いかにソフトランディングへもっていくか、それらは日々の養生にかかっているといえるのです。

表2　「天癸」が急激に不足することで、更年期障害を引き起こす

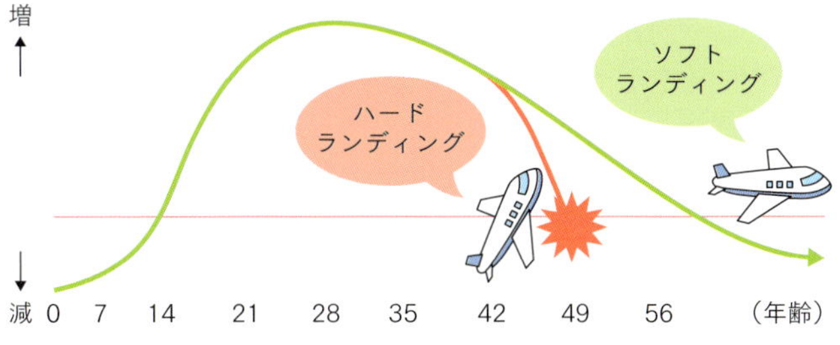

天癸が急激に減る＜ハードランディング＞
天癸が緩やかに減る＜ソフトランディング＞
生殖に必要な「天癸」ライン

「腎精プール」が満タンに！ 女性の身体が最も充実するとき

更年期の症状は複雑です。なぜ身体のあちこちで、さまざまな症状となって表れるのでしょうか。身体の中では何が起きているのか、イラストで説明しましょう。題して、「腎精」が主役の「腎精プール劇場」です。キャストは、「腎」「肝《かん》」「心《しん》」「脾《ひ》」「肺《はい》」の「五臓」です。五臓といっても臓器そのものではなく、それぞれが身体の中で担う機能を指しています。

【腎】 発育、成長、生殖を司り、生命エネルギー「腎精」をプールに貯めます。

【肝】 気を巡らし、血を蓄えます。イライラやうつなどの感情をコントロールしています。

【心】 血液を全身に巡らせ、冷えから身体を守り、精神活動（意識、思考、睡眠など）をコントロールしています。

【脾】 消化、吸収を調整し、全身に栄養を伝搬しています。

【肺】 呼吸、免疫機能、水分を調整し、肌の保護を担当します。

五臓は常にワンチームとなって働いています。五臓同士には一定の相生《そうせい》関係と相克《そうこく》関係があり、精神状態（心）が良いと、食欲（脾）が出たり、ストレス（肝）が多くなると、胃（脾）が痛くなるのもそのためです。「腎精プール劇場」の〈第1幕〉は、「腎」に蓄積される「腎精」で「腎精プール」も満タンになり、「腎」をはじめ五臓全員が喜んでいるシーンです。五臓たちは「腎精」をたっぷりと吸収し充足感を味わっています。プールの中からは、「天癸」も出てきました。「天癸」とは、「腎精」が満ち溢れたときに出る「性ホルモン」です。

〈第1幕〉の舞台は、幼少期、少女期、思春期を経て、生殖能力がピークに達した、成熟した女性の身体を表しています。そして、その生殖能力のカーブは徐々に下降して更年期へと向かうのです。

腎精プール劇場

第1幕

「腎」に貯めた「腎精」が五臓全体に満ち足りて、
「天癸」も出るので、女性として最も充実した時期を迎えます

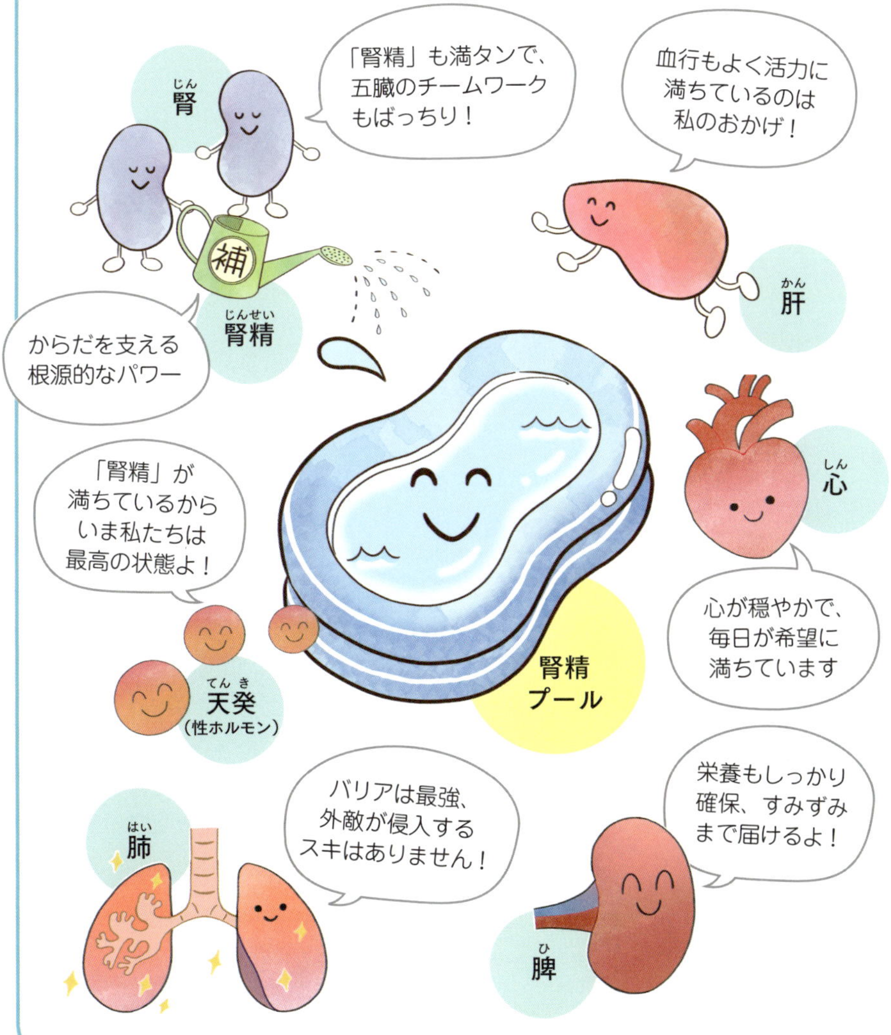

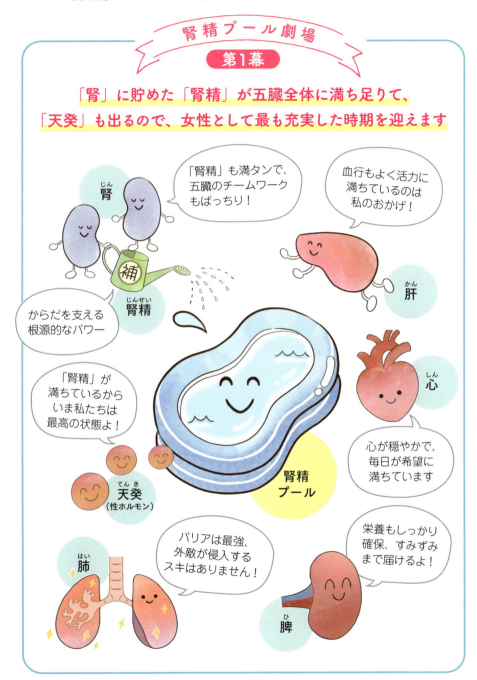

女性なら誰もが経験する更年期、「不《ふ》定《てい》愁《しゅう》訴《そ》」のケースも多い

「腎精プール劇場」は、いよいよ〈第2幕〉に入りました。さて、状況はどうなったでしょうか。見渡すと「腎精プール」には穴が開いて腎精が漏れています。「腎」に貯めていた「腎精」が急激に減って五臓全体が弱っています。第1幕では多く出ていた「天癸」の姿も見えません。第2幕の舞台は、生殖能力がなくなり更年期を迎えた女性の身体を表しています。身体全体が影響を受けているため、更年期の症状が一つではなく、さまざまな症状が出てしまうことも不思議ではありません。また、症状の程度には個人差があり、その人の性格、体質、環境的な要因などが関係しています。検査をしても原因となる病気が見つからず、さまざまな症状を訴えることを「不定愁訴」といいますが、更年期症状にはそのケースも多いのです。

たとえば、めまいや耳鳴りが気になったとします。西洋医学では、耳鼻咽喉科や脳神経内科の管轄です。また、不眠の症状もあったとします。そちらは、心療内科や睡眠専門外来などの管轄です。しかし、中医学的に捉えると、これらの症状の根本となる原因は一つと考えられています。後ほど解説する症状からみる「早見表」では、さまざまな症状を根本的な原因別に大きく4つのタイプに分けて、それぞれの改善方法を解説していきます。

また、以前から気になる症状があった方は、更年期になってその症状が重くなるケースがあります。また、やや冷え性気味だった方が、更年期になってつらい関節痛に悩まされるなど、違う形で出ることも。これらの症状にはつながりがあるので、更年期前の方にも、ぜひ田野岡メソッドを更年期症状の予防のためにとり入れていただければと思います。

腎精プール劇場

第2幕

「腎」に貯めていた「腎精」が急激に減って五臓全体が弱ってきています

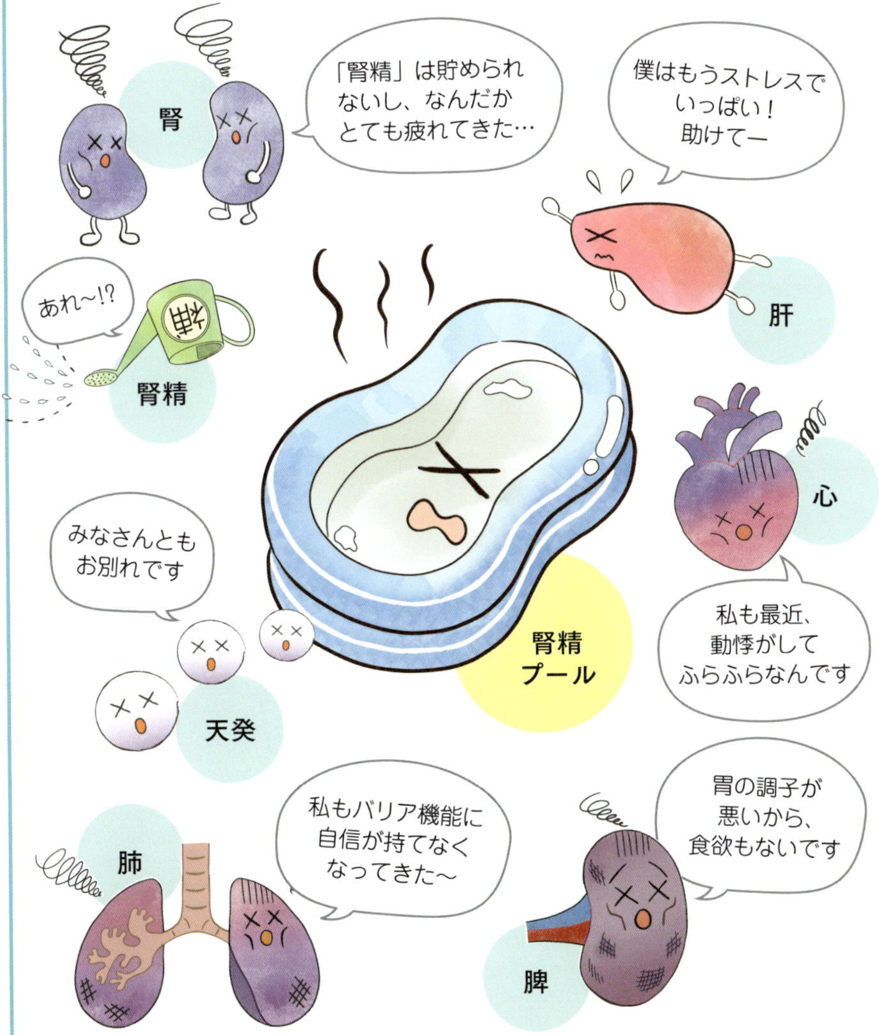

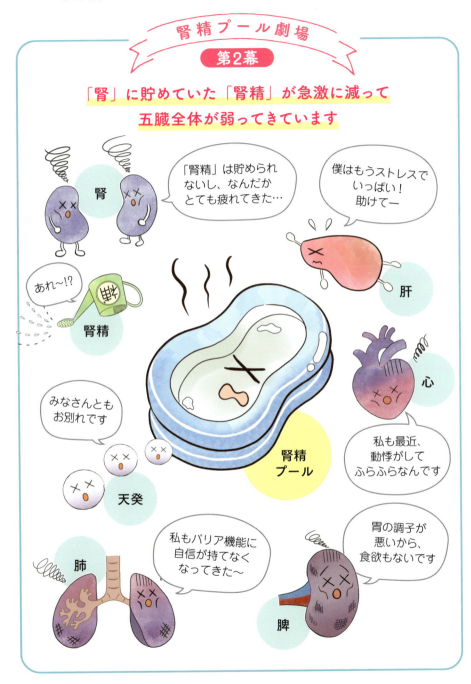

「腎陰《じんいん》」と「腎陽《じんよう》」という、「腎精」から生み出されるふたつのエネルギー

更年期症状は、身体の機能を維持するために必要な生命のエネルギーである「腎精」が足りなくなることで起こるとお話しました。この「腎精」から「腎陰《じんいん》」と「腎陽《じんよう》」のふたつが生み出されます。

「腎陰」とは、身体をうるおす、水や血液の源。

「腎陽」とは、身体を温め、健康に機能するためのエネルギーの源。

「腎陰」と「腎陽」は、片方が減るともう片方に影響が顕著に表れてしまうという相関関係にあります。中医学では、このふたつのバランスがとれていることが大切とされています。たとえていうなら「腎陰」は鍋に注がれた水で、「腎陽」は鍋を加熱する炎のようなもの。水が多すぎると火が足りなくて冷えを感じ、火が強すぎると水が足りなくて身体が熱く感じるのです。そのバランスがくずれると、更年期に不調などが生じやすくなります。また、バランスがどのようにくずれるかで、表れる症状も変わってきます。

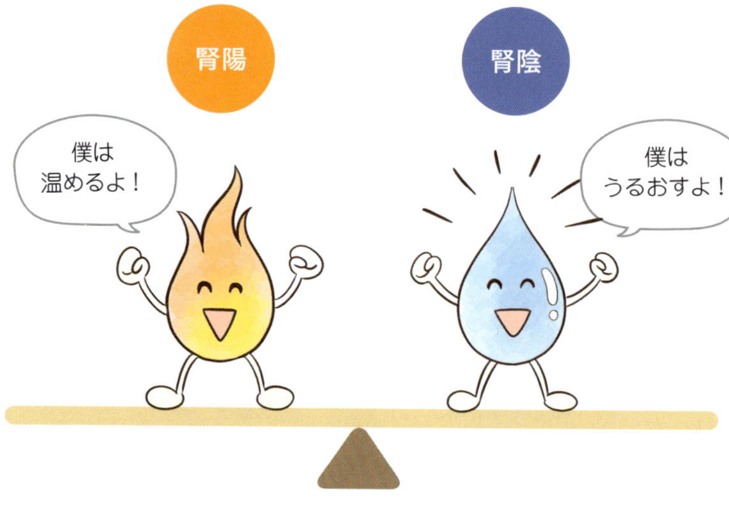

腎精は「腎陰」と「腎陽」を生み出し、
このふたつのバランスがとれていることが大切。

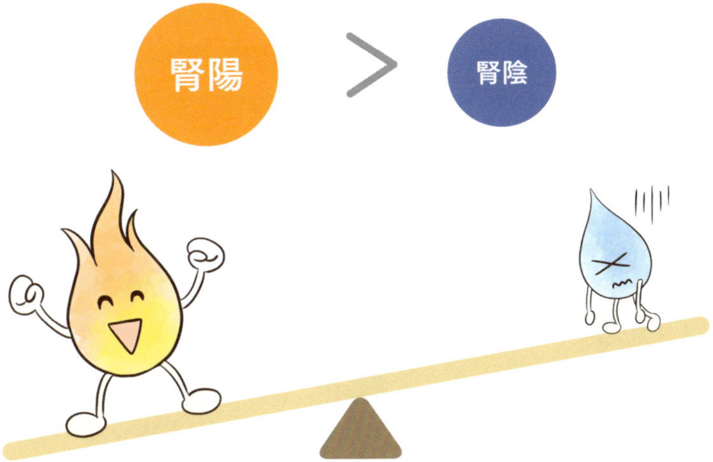

「腎陰」が減ってしまうと、身体をうるおわせることができなくなり、
「腎陽」の影響が顕著になって、熱さや乾燥を感じやすくなる。

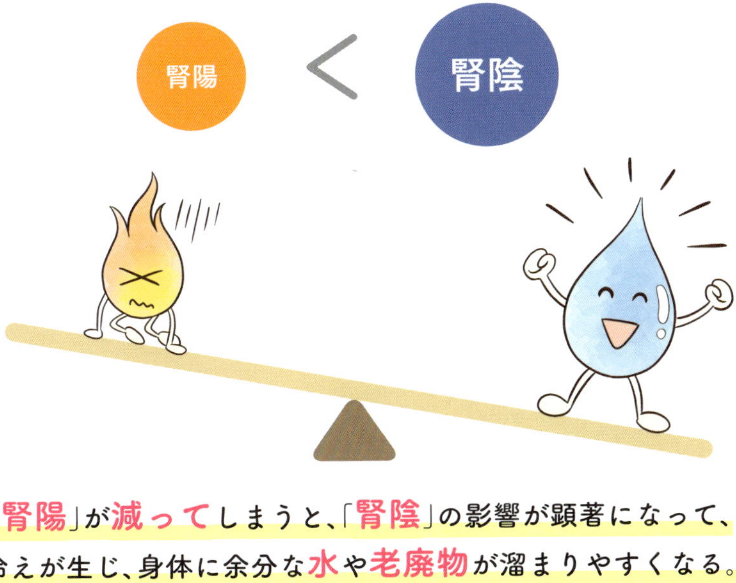

「腎陽」が減ってしまうと、「腎陰」の影響が顕著になって、
冷えが生じ、身体に余分な水や老廃物が溜まりやすくなる。

中医学を知って、あなただけの「身体のトリセツ」を作りましょう

「昔の人は百歳を超えても衰えることはないと聞いたが、なぜ今どきの人は五十歳くらいで衰えてしまうのだろう」。これは、中国最古の医学書、『黄帝内経』の書き出しの一文です。たしかに古代中国で名を残した人の中には、長寿の方も多かったようです。その頃の人たちは、養生を心得ていて、飲食に節度があり、寝起きは規則正しく、無理な力使いをしなかったとされています。日の出とともに活動し、日没とともに活動を終え、季節の変化に応じて、自然のままに生活をしていたと想像できます。

たしかに現代では、夜更かしをしたり、暴飲暴食をしたり、食事も含めて生活が不規則になりがちです。働き過ぎ、子育てや介護に追われるなど、さまざまな環境からストレスを受けることも多いです。こういった生活習慣が積み重なることで、若いうちから、「腎精」に影響が出てしまいます。たとえば、子どもの頃に「腎精」が足りないと発育が遅れてしまったり、思春期に無理なダイエットをすると、生理が止まってしまったり。また若い頃から「腎精」を減らすような生活をしていると、更年期や老年期に症状が表れる確率も高くなります。老年になって、骨粗しょう症になるのも「腎精」不足が原因の1つかもしれません。

逆にいえば、常に「腎精」が減らないように努めることで、健康的な人生を送れるはずです。私たちは誕生とともに、両親からもらった「先天《せんてん》の精《せい》」という「腎精」を持っています。「先天の精」は常に「後天《こうてん》の精」を受けて補充されています。「後天の精」は、主に飲食物を「脾」（胃）が消化、吸収することによって得られます。仮に、「先天の精」が薄弱だとしても、「腎精」を豊かに保つことは可能なのです。

人も自然の一員という 中医学の考え方をとり入れる

もともと中医学には、人間も自然や宇宙の一員という考え方があり、人も自然のものと同調していると考えます。たとえば、梅雨になると湿気でいっぱいになりますよね。外気や室内だけでなく、人の身体も通常の水分量を超えてしまい、水分が滞ってしまいます。そんな時に、何を摂ると水分が巡りやすくなるか、自然の知恵をとり入れましょう、というのが中医学です。気候の変化のような外的な要因だけでなく、精神的な内的な要因にも人の身体は揺らいでしまいます。

不調や痛みというのは身体が発するサインです。自分を取り囲む環境と自分の体調とのズレがあると教えているわけですね。当然「腎精」にも影響が出てきます。正常に戻してあげるには、食べて治すことと、生活習慣を変える必要があります。薬を飲めばいいじゃないか、という方もいます。しかし、日々の食事の効能は穏やかではあるけれど、続けていくことで、薬を用いなくても良い状態に身体を整えることができます。中医学に触れることで、自分の状態に合わせて、調整したり工夫したりしながら（予防も含めて）、身体を改善していきましょう。自身の「身体のトリセツ」をつくるために、本書を活用していただければと思います。

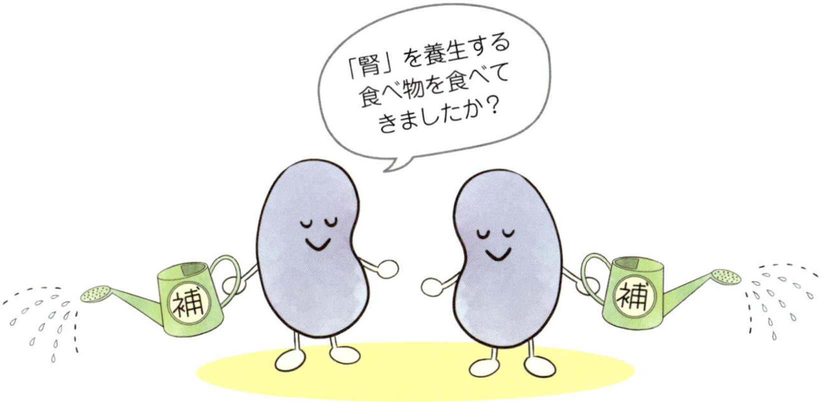
「腎」を養生する
食べ物を食べて
きましたか？
補
補

更年期の不調や症状の原因からみる「４つのタイプ」

更年期症状はさまざまだということは前述したとおりです。異なる症状であっても原因が同じこともあります。そこで、更年期症状を原因別に、４つのグループに分けました。

更年期症状の原因に大きく関わるのは、生命エネルギーの大もとである「腎精」と、「腎精」から作られる「腎陰」と「腎陽」。そして「肝」です。

「腎精」が衰えることで、「腎陰」「腎陽」にも影響が出ます。「腎陰」と「腎陽」は相関関係にあるので、どちらかが弱くなると、もう一方の影響が顕著になり、そのバランスが崩れても症状となって表れます。

「腎」や「腎精」の不調は、ストレスを受けやすい臓腑、「肝」の機能にも影響します。これは、「精血同源《せいけつどうげん》」ともいいます。大切なことは「肝腎要《かんじんかなめ》」というように、「腎」と「肝」は協力しあって命の根幹を支えている者同士。「腎」の機能が衰え、「腎精」が不足すると、「肝」（血液の浄化や貯蔵、情緒と関係が深い）の血液にも不足が起こり、更年期障害の原因ともなります。

左の「早見表」で、いまあなたが気になる症状を含むタイプを調べてください。本書では、自身のグループを知ることで、摂るべき食材（Ｐａｒｔ２）とレシピ（Ｐａｒｔ３）が探しやすいようになっています。また、まだ更年期にさしかかっていないという方も、予防のために、各タイプの中に気になる症状などがあるかどうかをみて、予防に役立ててください。

あなたはどのタイプ？

症状からみる「早見表」

いま、気になっている不調、症状はありますか？
あなたの気になる、不調、症状の多いところが、あなたのタイプです。

「身体が暑い」と感じるあなた

▶▶▶ タイプ1 → P32へ

他にも
- 「発汗」
- 「のぼせ」
- 「ホットフラッシュ」
- 「めまい」
- 「耳鳴り」
- 「不眠」

「身体がだるい」と感じるあなた

▶▶▶ タイプ2 → P33へ

他にも
- 「倦怠感」
- 「だるさ」
- 「頭痛」

「身体が冷える」と感じるあなた

▶▶▶ タイプ3 → P34へ

他にも
- 「関節の痛み」
- 「手足の冷え」

「イライラ、不安」を感じるあなた

▶▶▶ タイプ4 → P35へ

他にも
- 「憂うつ」
- 「関節の痛み」
- 「頭痛」

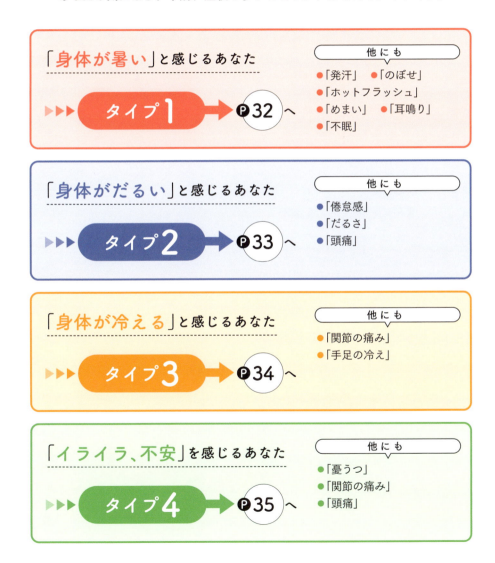

タイプ 1

「暑い」「めまい」「不眠」

原因

「腎精」と「腎陰」が不足している状態です。そのため、相対的に「腎陽」が強くなりすぎています。「腎陽」の身体を温める作用が強くなり、身体全体が熱を帯びています。

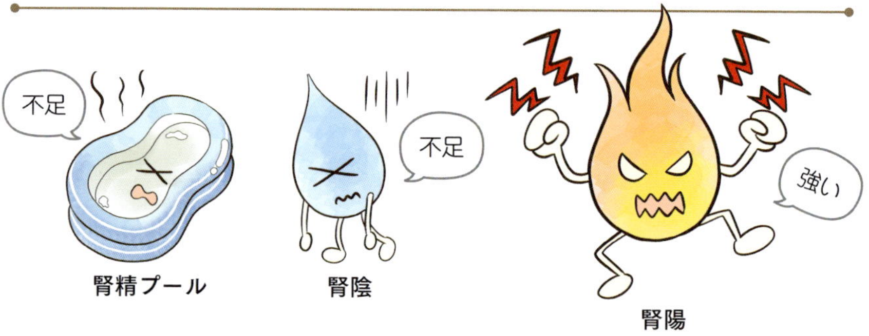

主な症状

発汗　ホットフラッシュ　のぼせ

めまい　耳鳴り　不眠

対策

腎精 腎陰 を補う食材を食べる

食材リストにある「腎精」「腎陰」を補う食材を摂りましょう。このタイプは、身体が乾燥しがちです。水分をこまめに摂るようにしましょう。スープや煮物、鍋などの水分を多く含んだメニューがおすすめです。

タイプ 2

「なんとなく不調」「だるい」

原因

生命エネルギーの大もと、「腎精」が減っている状態です。身体は全体的なパワー不足に陥っています。「腎精」が不足するとその影響で「腎陰」「腎陽」も弱くなってしまい、だるさやなんとなくの不調を感じるようになります。

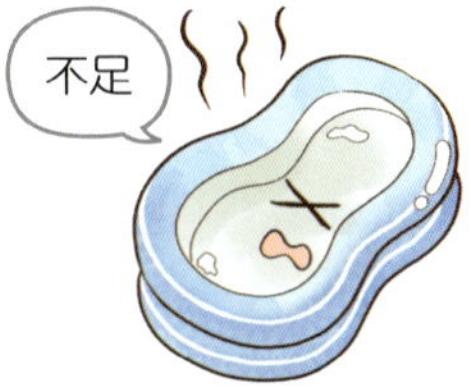

腎精プール

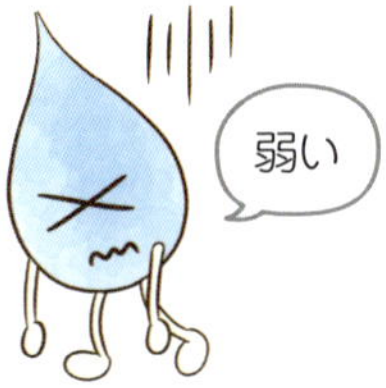

腎陰

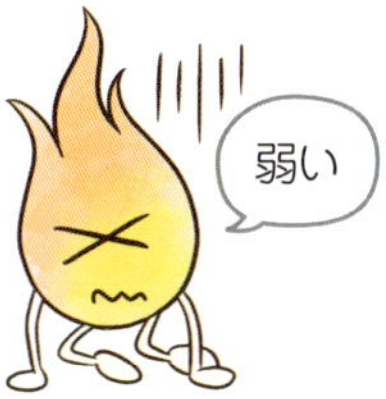

腎陽

主な症状

倦怠感　だるさ　頭痛

対策

腎精 を補う食材を食べる

食材リストにある「腎精」を補う食材を摂りましょう。昔から元気のないときは「精（腎精のこと）のつくもの」を摂ると良いとされています。ナッツ類やうなぎ、黒米、黒豆、黒ごまなど黒い食材も「腎精」を補います。また、しっかり睡眠をとり、無理をせずに休養を心がけるようにしましょう。

タイプ 3

「痛み」「冷え」

原因

「腎精」と「腎陰」、身体を温める「腎陽」のすべてが減っている状態です。足腰が冷え、関節などに痛みを感じやすくなります。不調を通り越して、つらい症状が出てくる場合も多く、冷えから来るむくみも見られます。

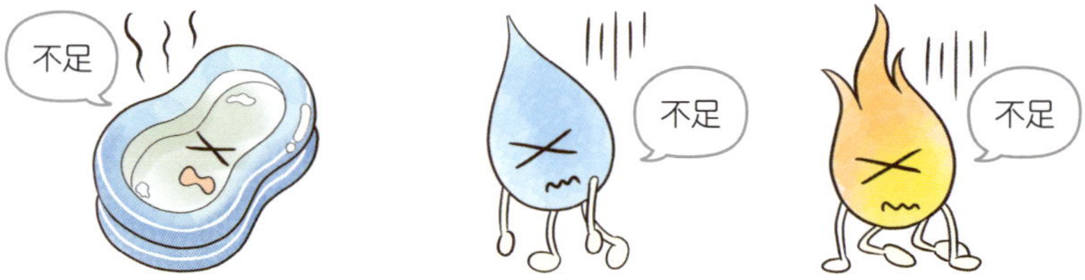

腎精プール　腎陰　腎陽

主な症状

関節の痛み　手足の冷え

対策

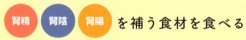

腎精 腎陰 腎陽 を補う食材を食べる

食材リストにある「腎精」「腎陰」「腎陽」を補う食材を摂りましょう。冬の寒さや夏の冷房にも防寒をし、温かい料理やお茶を摂り入れるのもおすすめ。血液の流れが悪くなっているので、身体を温める軽い運動をして、血行を促進させるのも一つの方法です。長時間の立ちっぱなし、椅子に座り続けることも要注意です。

タイプ 4

「うつ」「イライラ」「不安」

原因

「腎精」「腎陰」が減った「タイプ1」から、さらに「肝」に影響が飛び火してしまった状態です。「肝」の気が滞り、ストレスをコントロールする「肝」の機能に影響が出ています。

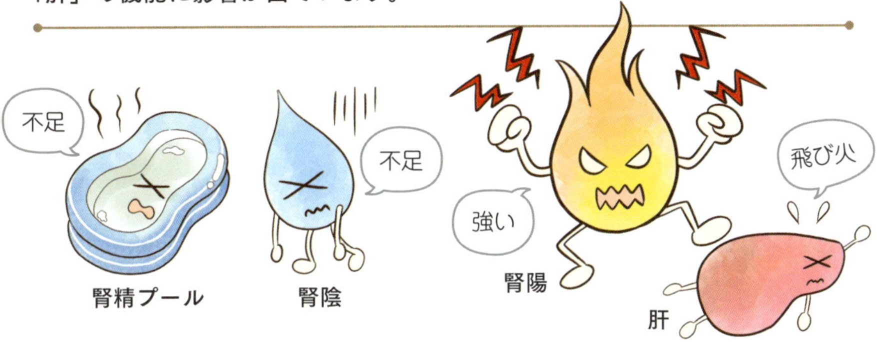

主な症状

- 憂うつ
- 不安
- イライラ
- 関節の痛み
- 頭痛

対策

腎精 腎陰 肝 を補う食材を食べる

食材リストにある「腎精」「腎陰」「肝」を補う食材を摂りましょう。また、五味の「酸」（酸っぱい）の食材も意識して摂ることもおすすめ。肉、魚、野菜、果物、穀物などをバランス良く摂るように意識しましょう。またリラックスできる環境を整え、無理をせずに規則正しい生活を心がけることも大切です。

column

自分を大切にしていますか？身体の声に耳を傾ける「ご自愛」のすすめ

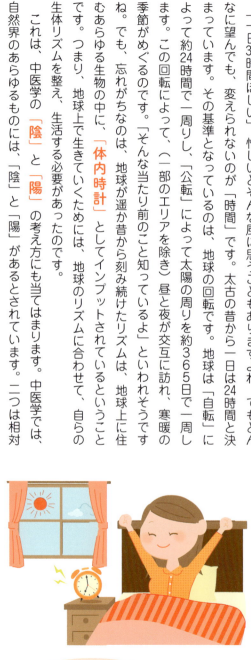

「一日30時間ほしい」。忙しいとそんな風に思うこともありますよね。でもどんなに望んでも、変えられないのが「時間」です。太古の昔から一日は24時間と決まっています。その基準となっているのは、地球の回転です。地球は「自転」によって約24時間で一周りし、「公転」によって太陽の周りを約３６５日で一周します。この回転によって、（一部のエリアを除き）昼と夜が交互に訪れ、寒暖の季節がめぐるのです。「そんな当たり前のこと知っているよ」といわれそうですね。でも、忘れがちなのは、地球が遥か昔から刻み続けたリズムは、地球上に住むあらゆる生物の中に、**「体内時計」**としてインプットされているということです。つまり、地球上で生きていくためには、地球のリズムに合わせて、自らの生体リズムを整え、生活する必要があったのです。

これは、中医学の**「陰」**と**「陽」**の考え方にも当てはまります。中医学では、自然界のあらゆるものには、「陰」と「陽」があるとされています。二つは相対する存在でありながらも、お互いを必要とし、常にバランスをとっています。

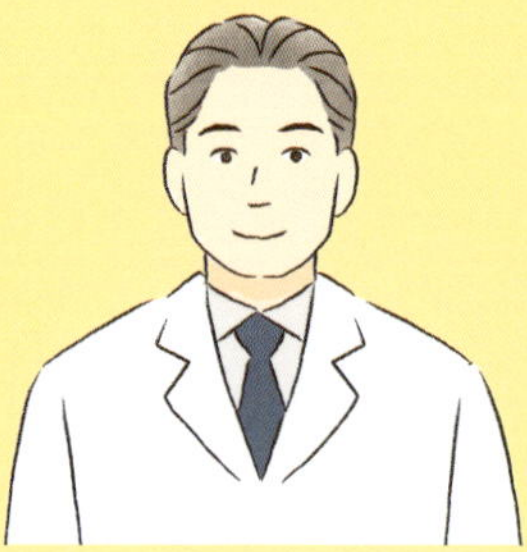

更年期症状の改善、予防には「陰」「陽」のリズムを整えることが大切

人の生活でいうと、一日のうち明るい時間帯（朝6時頃から夕方まで）は「陽」で、活動する時間帯です。暗い時間帯（夕方から明け方まで）は「陰」で、身体を休め養分を蓄える時間帯なのです。いろいろな事情で時間の管理はむずかしいかもしれませんが、更年期の症状を改善、または予防するためには、**生活リズムを「陰」と「陽」に沿って、整えることが大切**になってきます。

私は予防医学指導士として仕事をする中で、体調に悩みのある方々と接する機会もあり、お話を聞いていると、「陰」と「陽」のバランスを崩されている方が多いように感じます。その状態を長く続けてしまったため、更年期になって重い症状が出てしまう方も少なくありません。

私たちの身体にインプットされている体内時計は、身体を健やかに保つためのリズムでもあります。大切なのは、自分自身の身体の声を聞くことなのではないでしょうか。

「陰」の時間帯に眠り、「陽」の時間帯に活動するためには、**夜は24時前には入眠して、朝6時～7時頃には起床する**こと。本来、人の体内時計はそんな風にプログラミングされています。睡眠時間を整えるだけでもすごく良いのですが、さらに良くするために意識して欲しいのは、「陰」から「陽」、「陽」から「陰」へ、きちんとスイッチを切り替えることなのです。

生物には体内時計がインプットされている

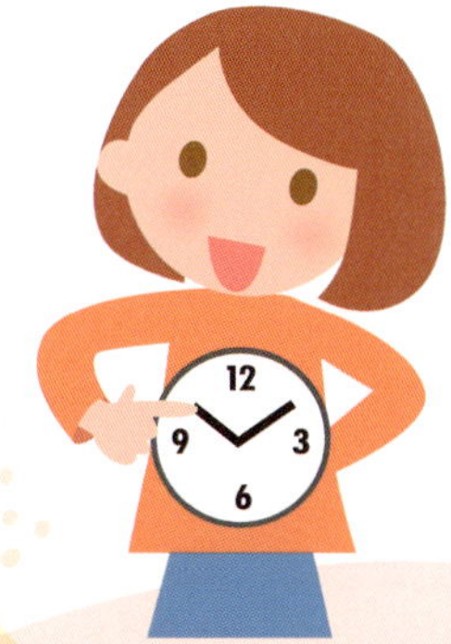

体内時計とは、私たちの身体に備わっている時間管理システム。体内時計に沿って生活リズムを整えよう。

スイッチを切り替えるには、温かくて柔らかい朝食がおすすめ

「陰」から「陽」の切り替えのカギとなるのが、**「朝食」**です。「朝食を食べない」ことは、「陰」と「陽」のバランスが崩れる大きな原因となります。たとえば、「あなたはどうやって朝が来たことを認識しますか？」という質問をしたとします。多くの方は「明るくなるから」と答えるでしょう。でも、同じ質問を〝あなたの身体〟にしたら、「朝ごはんが入ってきたから」と答えるはずです。つまり、脳（意識）に伝わった朝だという情報は、お腹が空っぽの身体には、まだ伝わっていないのです。昼食を摂ってはじめて身体は、「あれ、朝かな？」と思い、そこから「陽」のスイッチが入るため、「陰」と「陽」のリズムが崩れてしまうというわけです。

では、どんな朝食がベストなのでしょう。起きたばかりの朝は、一日のうちで一番体温が低いのをご存じですか。当然、消化器官もまだ起きていません。そんな時に身体に優しいのは、汁物のような**〝温かくて柔らかい〟食事**です。

たとえば、わかめや海藻がたっぷり入った味噌汁や、雑穀や豆が入ったお粥など。きのこや海藻、穀物や豆、根菜といった食物繊維が多い食材を摂ることで、役目を終えた腸内細菌を絡めとって外に出してくれるので、腸活にも良いのです。

夜24時前の入眠、朝6時～7時頃の起床が理想

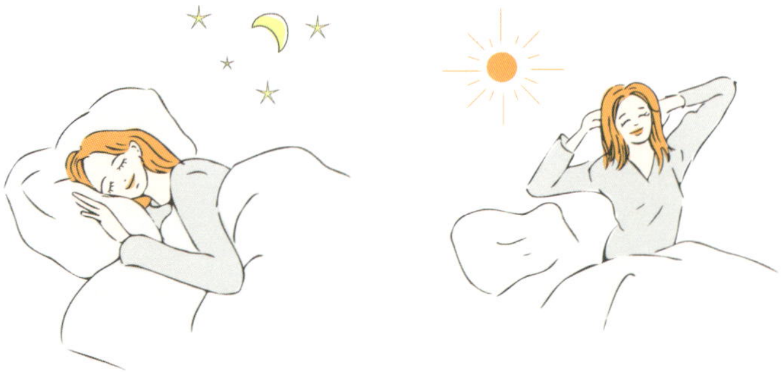

身体とのコミュニケーション、とれていますか？
身体はいたわった分、必ず返してくれる

「陽」から「陰」に切り替える時はどうなるでしょう。一日の仕事が終わり、身体は休息を求めています。ポイントは、何を食べても良いのですが、**入眠時刻の4時間前までに夕食を済ませること**です。寝る前に「お腹が空く」という方は、温かい飲み物を飲むことで、空腹感がまぎれやすくなります。夜はお酒が欠かせないという方、お酒は少しなら百薬の長ともいいますが、飲み過ぎは睡眠の質を下げてしまうため良くありません。たとえば週のうちに飲んでいい日を決めるのも方法ですね。

さて、飽食の時代や高級グルメブームはひと昔前の話ですが、それらの味覚やボリューム重視の時代を経て、最近は食べることへの価値観が変化しています。美味しさを求めるのはもちろんですが、「薬膳」の本質でもある、健康の維持や増進、美容などの目標実現に向けて、食事が大きなファクターとなっているのです。身体に負担をかけたら、修正するにはその3倍の期間がかかるといわれています。不摂生を1日したら整えるには3日、1年なら3年かかるわけですね。つまり、身体はとても正直なのです。「陰」と「陽」のリズムを整えて、身体をいたわってあげれば、身体は必ず応えてくれます。人によって変化は様々ですが、ご自愛薬膳を実践して、一つひとつポジティブな成果を増やしていきましょう。

入眠時刻の4時間前までに
夕食を済ませよう

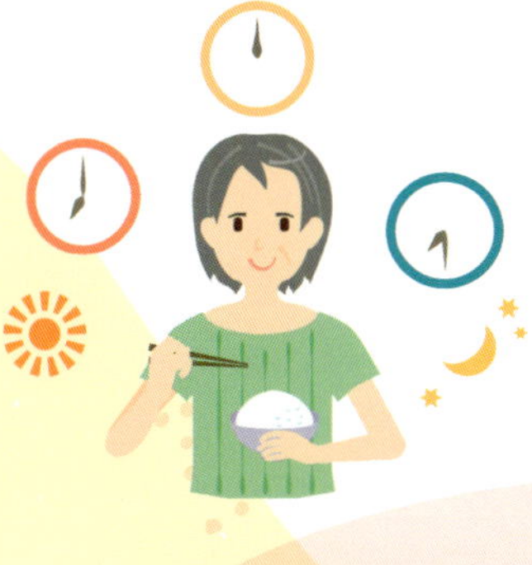

朝食は温かくて柔らかい
食事がベスト

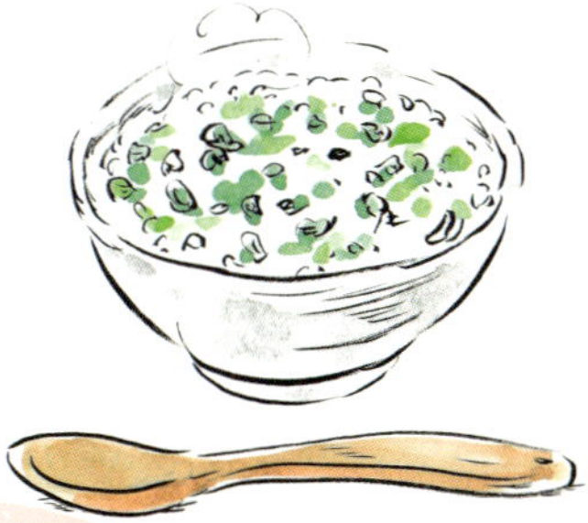

Part 2

スーパーマーケットは薬膳の宝庫。ご自愛食材を知ろう！

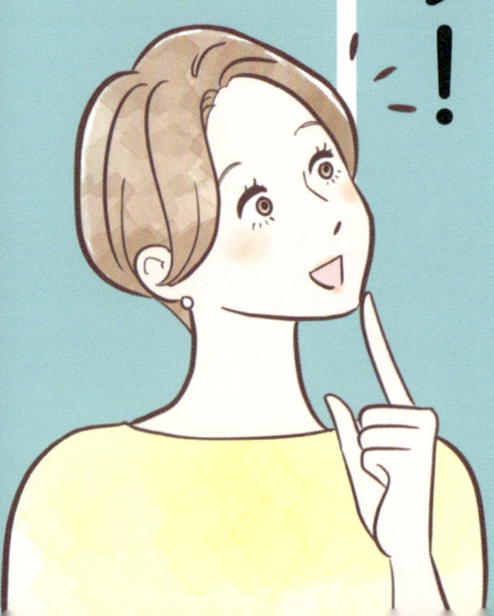

私たちは、毎日食事を摂っています。朝昼晩、一日3回、一年では１０９５回、人の一生を80年とすると、８万７６００回もの食事を摂ることになります。その一回一回を何も気にせずに食べるよりも、自分の身体に寄り添ってくれる食材を摂るようにするだけで、身体だけでなく、生き方も違ってくる気がしませんか。

中医学では、昔から食材には薬と同じような効能があるとされてきました。そんな中医学の考えに基づき、自分の体調や体質などに向き合って、その時に必要な食材を組み合わせる料理を「薬膳」といいます。

「薬膳」と聞くと特別な食材なのではと思われるかもしれませんが、スーパーマーケットに並んでいる食材にも十分に「薬膳」の効能があります。ここでは、更年期症状の予防と、不調や症状の改善に働きかける身近な食材を紹介していきます。日々の食材選びに、ぜひ役立ててください。

＼ご自愛薬膳／

食材リストの見方・使い方

改善する症状をアイコンで表しています。

- タイプ1　発汗、ホットフラッシュ、のぼせ、めまい・耳鳴り、不眠　詳しくは P32
- タイプ2　倦怠感、だるさ、頭痛　詳しくは P33
- タイプ3　関節の痛み、手足の冷え　詳しくは P34
- タイプ4　憂うつ、不安、イライラ、関節の痛み、頭痛　詳しくは P35

あわび

特に おすすめ 食材！

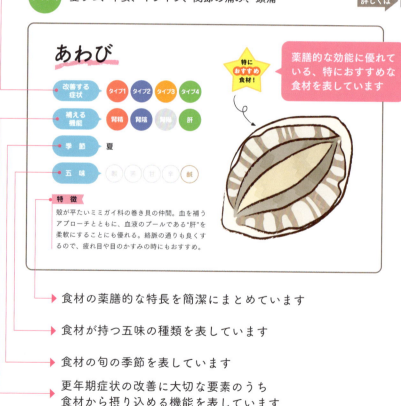

薬膳的な効能に優れている、特におすすめな食材を表しています

改善する症状　タイプ1　タイプ2　タイプ3　タイプ4

補える機能　腎精　腎陰　腎陽　肝

季節　夏

五味　酸　苦　甘　辛　鹹

特徴

殻が平たいミミガイ科の巻き貝の仲間。血を補うアプローチとともに、血液のプールである“肝”を柔軟にすることにも優れる。絡脈の通りも良くするので、疲れ目や目のかすみの時にもおすすめ。

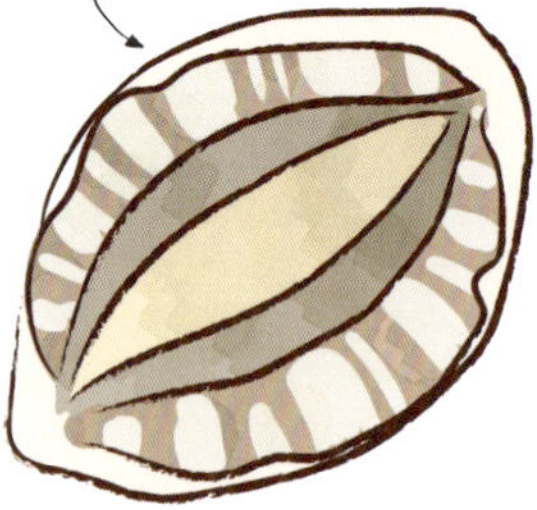

- 食材の薬膳的な特長を簡潔にまとめています
- 食材が持つ五味の種類を表しています
- 食材の旬の季節を表しています
- 更年期症状の改善に大切な要素のうち食材から摂り込める機能を表しています

食材リスト

Vegetables

野菜

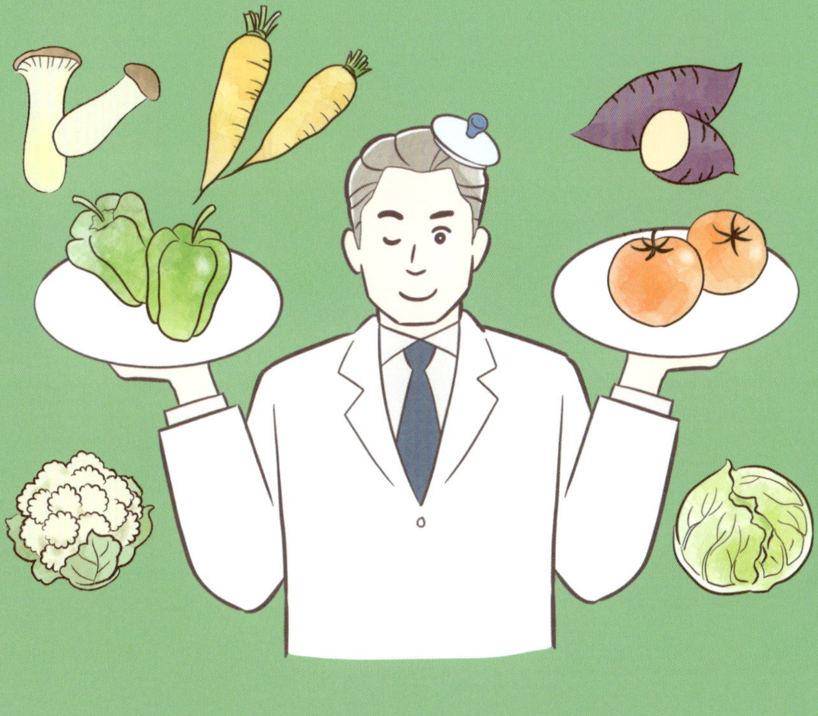

ほうれんそう

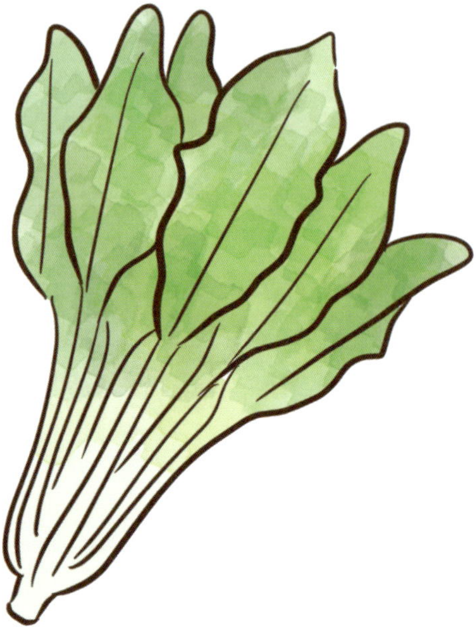

改善する症状	タイプ1　タイプ2　タイプ3　**タイプ4**
補える機能	腎精　腎陰　腎陽　**肝**
季節	冬
五味	酸　苦　**甘**　辛　鹹

特徴

鉄分を多く含む緑黄色野菜。身体を構成する赤い色のついた液体（血）への働きかけと、“肝”の高ぶりを鎮める働きかけが特長的。少量のあくを含むため1分ほど茹でる必要あり。

キャベツ

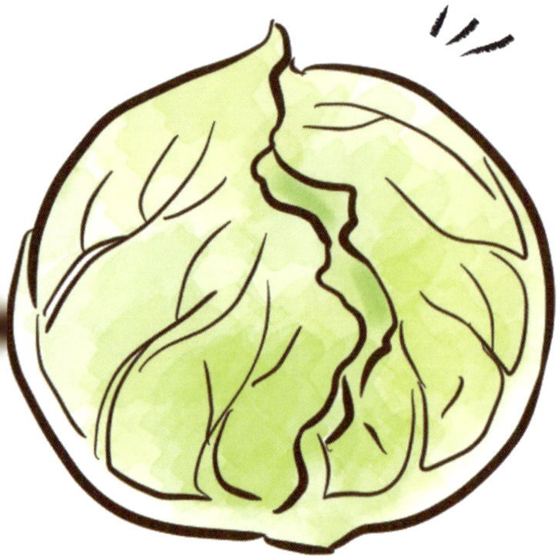

改善する症状	タイプ1　タイプ2　タイプ3　**タイプ4**
補える機能	腎精　腎陰　腎陽　**肝**
季節	春
五味	酸　苦　**甘**　辛　鹹

特徴

葉が結球した“頭”のような見た目がキャベツの語源。胃もたれ、食欲不振などの症状を改善して、胃の働きを正常にすることに優れる。五臓の連携を良くする働きが期待できる。

三つ葉

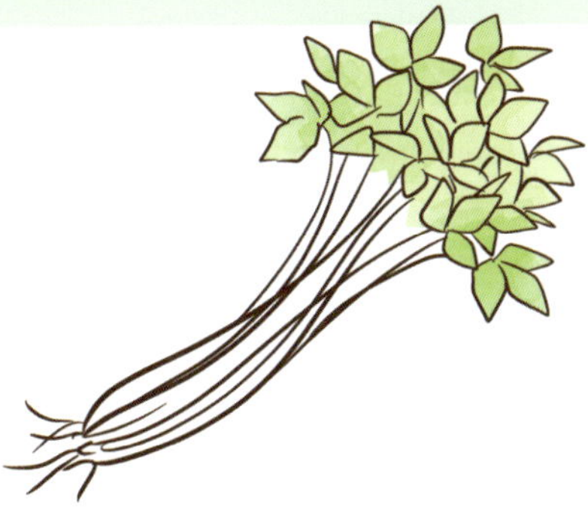

改善する症状	タイプ1 タイプ2 タイプ3 タイプ4
補える機能	腎精 腎陰 腎陽 肝
季 節	春〜夏
五 味	酸 苦 甘 辛 鹹

特 徴

セリ科ミツバ属の香味野菜。特長的なさわやかな香りが、ストレスで固まった“肝”の気を解きほぐす。

モロヘイヤ

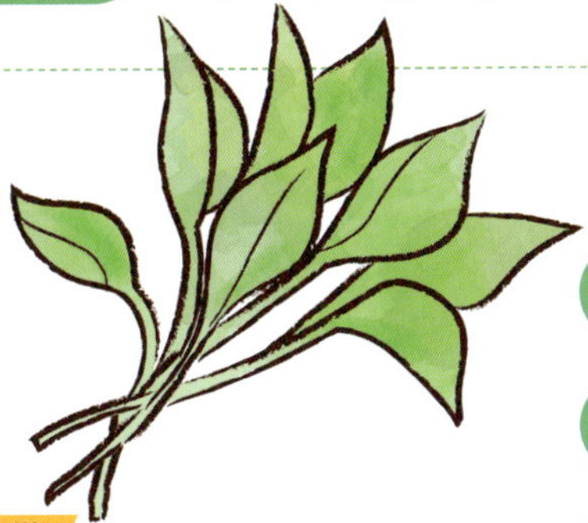

改善する症状	タイプ1 タイプ2 タイプ3 タイプ4
補える機能	腎精 腎陰 腎陽 肝
季 節	夏
五 味	酸 苦 甘 辛 鹹

特 徴

シナノキ科に属する緑黄色野菜。気・血を補って“肝”の機能のコンディション作りにも役立つ。

とうみょう

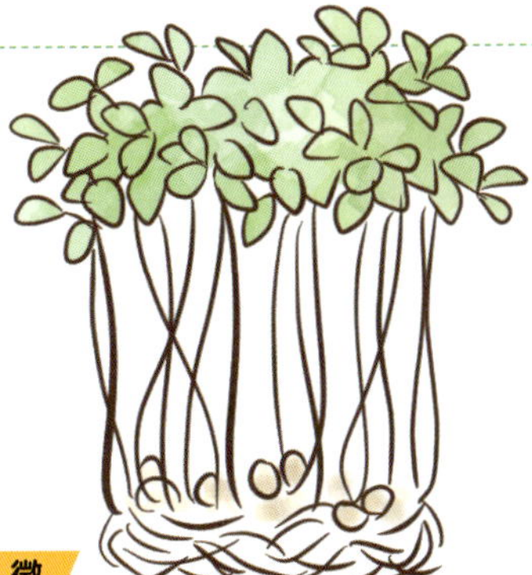

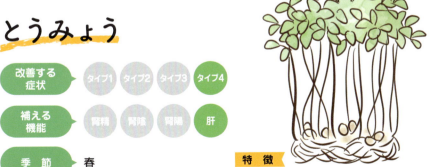

改善する症状	タイプ1 タイプ2 タイプ3 タイプ4
補える機能	腎精 腎陰 腎陽 肝
季 節	春
五 味	酸 苦 甘 辛 鹹

特 徴

エンドウ豆を発芽させた直後の若葉。血液のプールである“肝”の機能で高ぶる熱や炎症を抑える働きに優れる。

ニラ

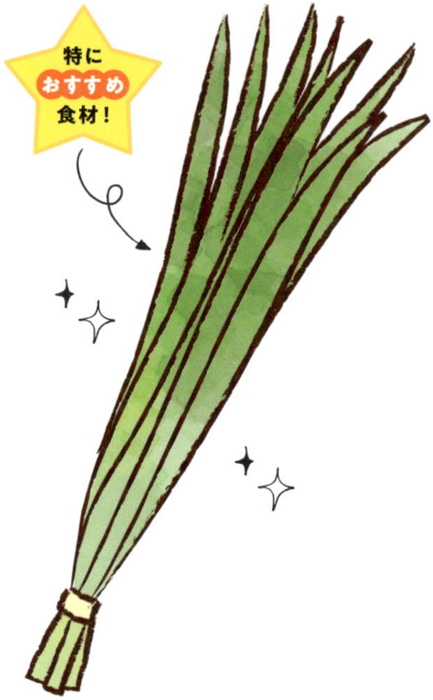

改善する症状：タイプ1　タイプ2　タイプ3　タイプ4

補える機能：腎精　腎陰　腎陽　肝

季節：春

五味：酸　苦　甘　辛　鹹

特徴

ユリ科のネギ属に分類される植物で、ネギやにんにくの仲間。身体に陽気を補う働きにも優れている。身体を温めること、気・血・津液を身体で巡らせることも期待される。

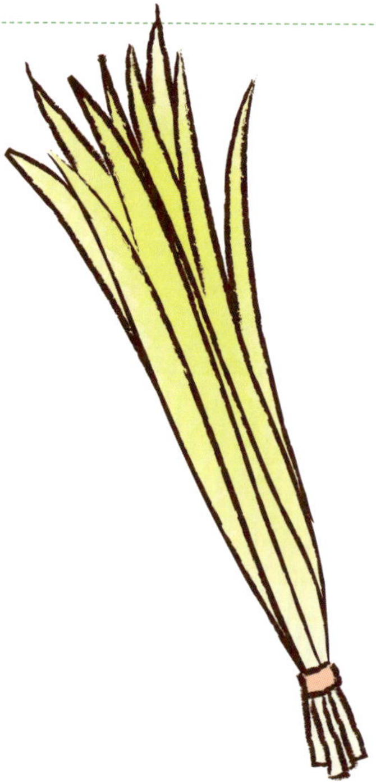

キニラ

改善する症状：タイプ1　タイプ2　タイプ3　タイプ4

補える機能：腎精　腎陰　腎陽　肝

季節：冬〜春

五味：酸　苦　甘　辛　鹹

特徴

普通のニラを遮光して育てたもので、黄色の蛍光色を放つ。普通のニラと比べると、血を補い、心気を養う働きも特長的。“腎”と“心”に働きかけるので、不眠にはおすすめ。

よもぎ

改善する症状	タイプ1　タイプ2　タイプ3　タイプ4
補える機能	腎精　腎陰　腎陽　肝
季　節	春
五　味	酸　苦　甘　辛　鹹

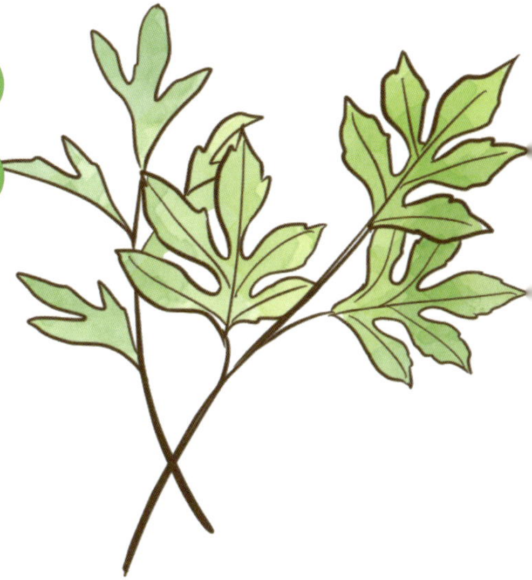

特　徴

キク科ヨモギ属の植物。温性の植物なので、身体を温める働きが期待できる。食べる時は新葉を茹でてお浸しにするほか、数日乾かした後に乾炒りしてお茶にもできる。

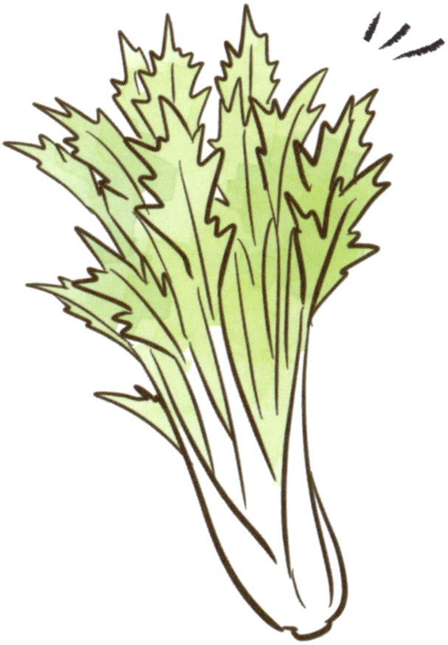

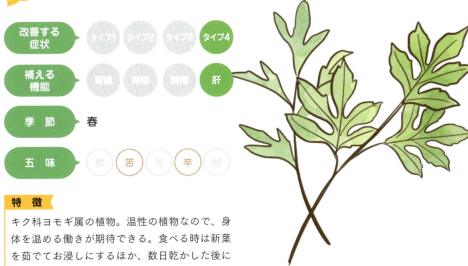

セロリ

改善する症状	タイプ1　タイプ2　タイプ3　タイプ4
補える機能	腎精　腎陰　腎陽　肝
季　節	冬～春
五　味	酸　苦　甘　辛　鹹

特　徴

葉・茎・実を食べることができる、独特の強い香りを持つセリ科の野菜。イライラの許容量を越えて高ぶる“肝”の熱を冷まして、気を落ち着かせる働きに優れる。

トマト

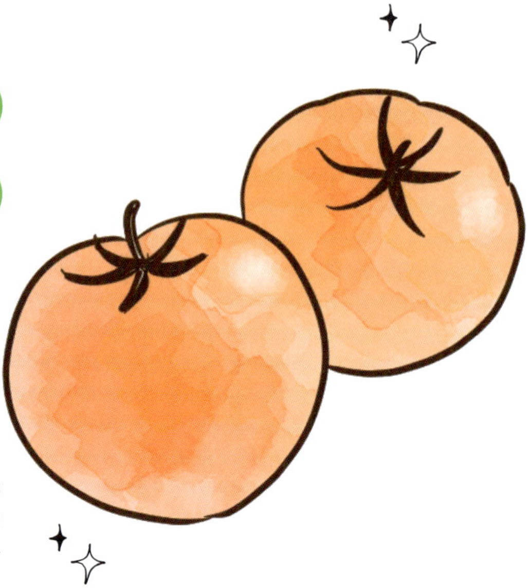

改善する症状	タイプ1	タイプ2	タイプ3	**タイプ4**	
補える機能	腎精	腎陰	腎陽	**肝**	
季節	春～夏				
五味	**酸**	苦	**甘**	辛	鹹

特徴

ナス科の植物で緑黄色野菜のひとつ。太陽の光を浴びて育った実は水分を多く含み、身体の中の潤いである津液を補うことに優れる。熱を冷ますので"肝"の高ぶりを抑える働きが期待できる。

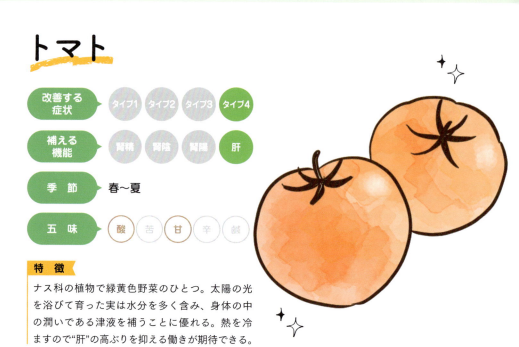

ピーマン

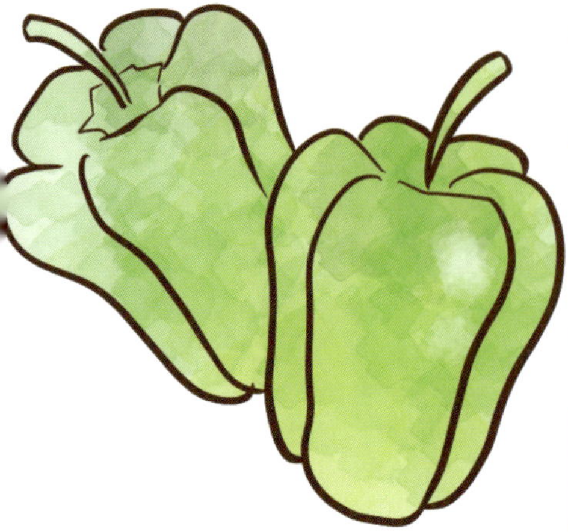

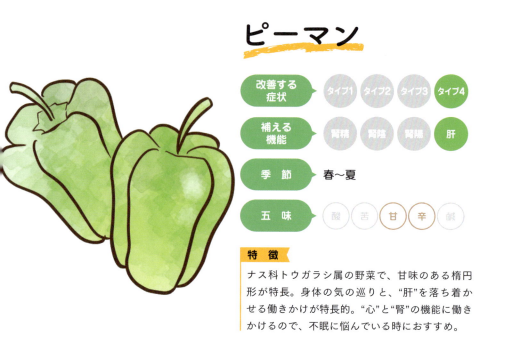

改善する症状	タイプ1	タイプ2	タイプ3	**タイプ4**	
補える機能	腎精	腎陰	腎陽	**肝**	
季節	春～夏				
五味	酸	苦	**甘**	**辛**	鹹

特徴

ナス科トウガラシ属の野菜で、甘味のある楕円形が特長。身体の気の巡りと、"肝"を落ち着かせる働きかけが特長的。"心"と"腎"の機能に働きかけるので、不眠に悩んでいる時におすすめ。

にんじん

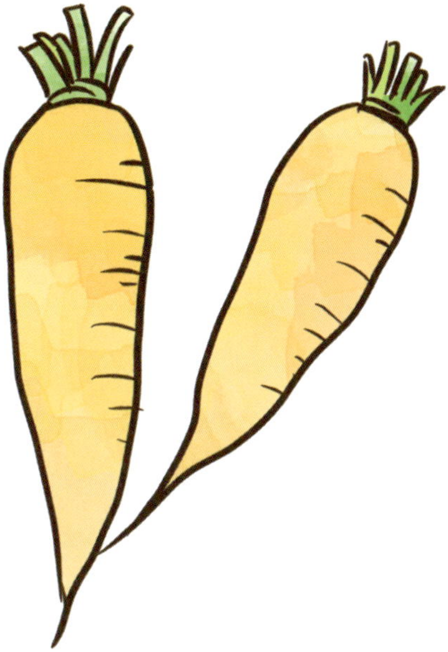

改善する症状	タイプ1	タイプ2	タイプ3	**タイプ4**
補える機能	腎精	腎陰	腎陽	**肝**
季節	冬～春			
五味	酸	苦	**甘**	辛	鹹

特 徴

セリ科の植物で、代表的な緑黄色野菜。飲食物の消化を助ける働きで、“脾”と“肺”の機能に働きかける。血を補う働きをするので、目の疲れを改善する働きかけも期待できる。

ズッキーニ

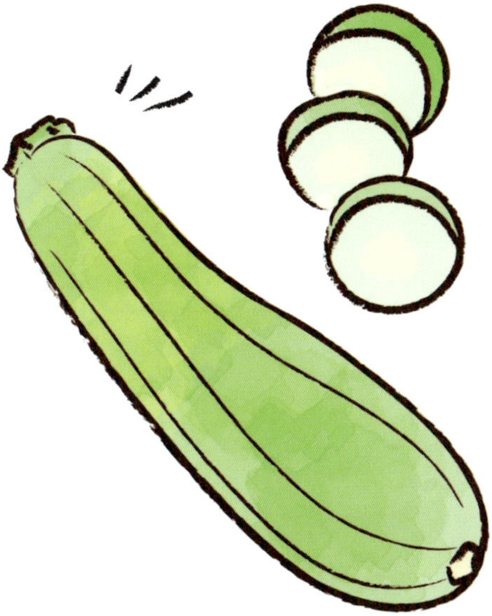

改善する症状	**タイプ1**	タイプ2	**タイプ3**	**タイプ4**
補える機能	腎精	**腎陰**	腎陽	肝
季節	夏			
五味	酸	苦	**甘**	辛	鹹

特 徴

見た目はきゅうりに似ているがカボチャの仲間。身体の中で潤いを生みだす効能に優れている。きゅうりと比べて“肺”を潤すこと、排尿の悩み改善で“腎”に働きかけることにも優れる。

ししとうがらし

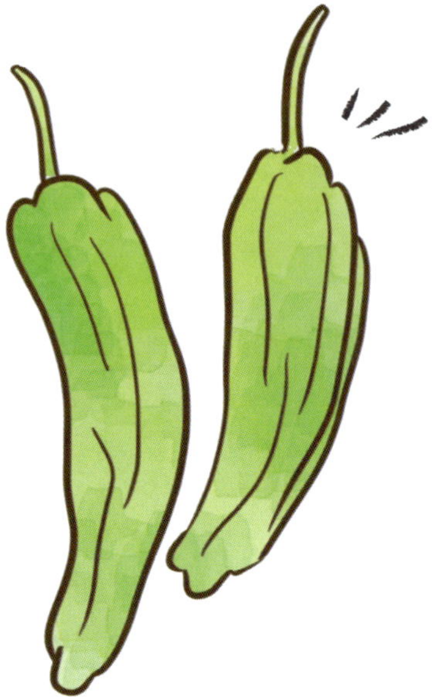

- 改善する症状：タイプ1　タイプ2　タイプ3　**タイプ4**
- 補える機能：腎精　腎陰　腎陽　**肝**
- 季節：夏〜秋
- 五味：酸　苦　**甘**　**辛**　鹹

特徴

ナス科トウガラシ属の野菜で、辛みのない唐辛子に分類される。身体を構成する赤い色のついた液体（血）に働きかける効能に優れ、目の疲れ、充血への働きかけが期待できる。

おくら

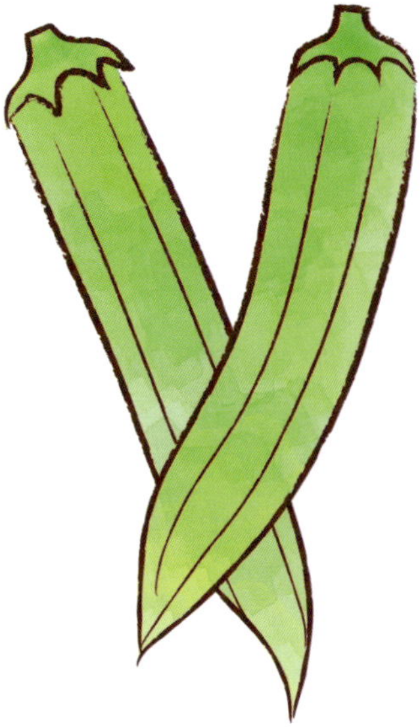

- 改善する症状：**タイプ1**　タイプ2　**タイプ3**　**タイプ4**
- 補える機能：腎精　**腎陰**　腎陽　肝
- 季節：夏〜秋
- 五味：酸　**苦**　**甘**　辛　鹹

特徴

ネバネバ食材の緑黄色野菜。身体に不足しがちなエネルギーを補い、健やかな消化・排便にも働きかける。表面のうぶ毛取りは、水で洗いながらおくら同士をこすり合わせて。

カリフラワー

改善する症状	タイプ1 タイプ2 タイプ3 タイプ4
補える機能	腎精 腎陰 腎陽 肝
季節	冬
五味	酸 苦 甘 辛 鹹

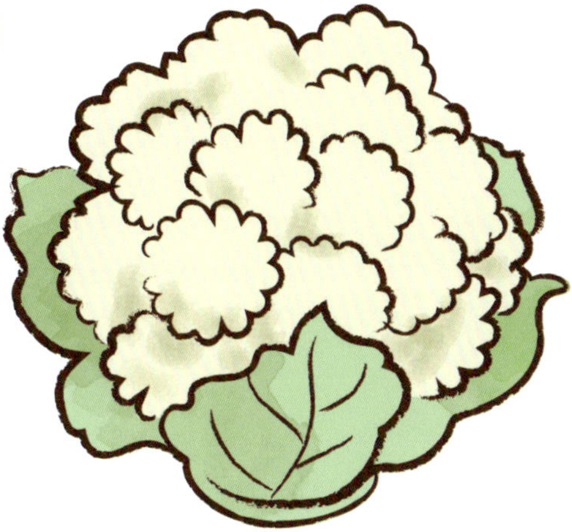

特徴

ブロッコリーの突然変異で花蕾の色が白色になったもの。ブロッコリーと比べると、胃の働きを調整して正常にする働きかけにも優れる。健やかな筋肉づくりにも役立つ。

ブロッコリー

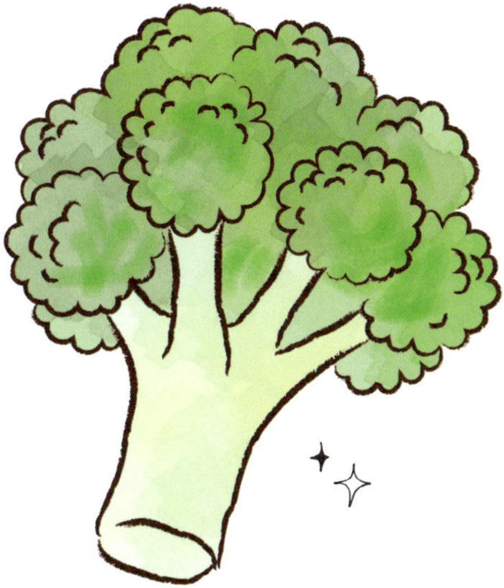

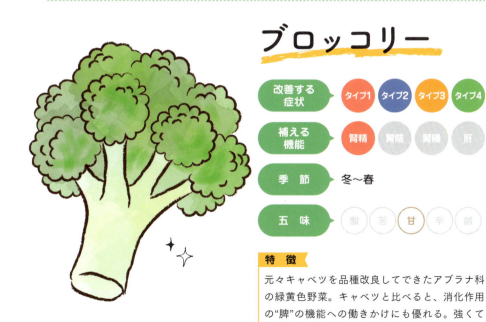

改善する症状	タイプ1 タイプ2 タイプ3 タイプ4
補える機能	腎精 腎陰 腎陽 肝
季節	冬～春
五味	酸 苦 甘 辛 鹹

特徴

元々キャベツを品種改良してできたアブラナ科の緑黄色野菜。キャベツと比べると、消化作用の“脾”の機能への働きかけにも優れる。強くて健やかな身体づくりにも役立つ。

枝豆

改善する症状	タイプ1 タイプ2 タイプ3 タイプ4
補える機能	腎精 腎陰 腎陽 肝
季節	夏
五味	酸 苦 甘 辛 鹹

特徴

枝に鈴なりになる豆。さやが緑色の時に収穫すると枝豆で、成長が終わって枝葉が枯れるまで畑で放置すると大豆になる。大豆と比べて、血を養う効能と“腎”への働きかけに優れる。

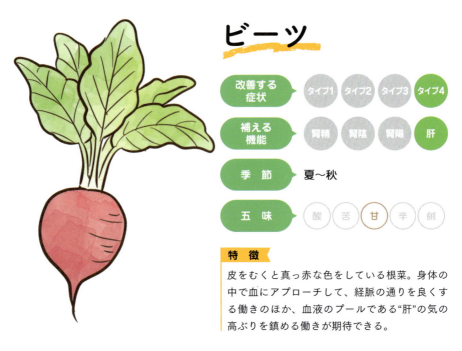

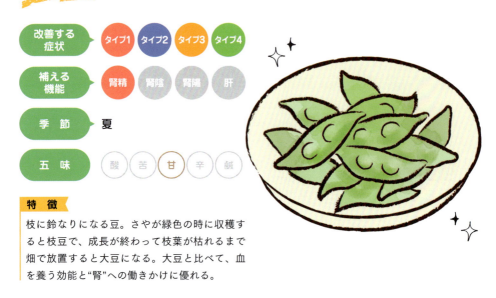

ビーツ

改善する症状	タイプ1 タイプ2 タイプ3 タイプ4
補える機能	腎精 腎陰 腎陽 肝
季節	夏〜秋
五味	酸 苦 甘 辛 鹹

特徴

皮をむくと真っ赤な色をしている根菜。身体の中で血にアプローチして、経脈の通りを良くする働きのほか、血液のプールである“肝”の気の高ぶりを鎮める働きが期待できる。

さつまいも

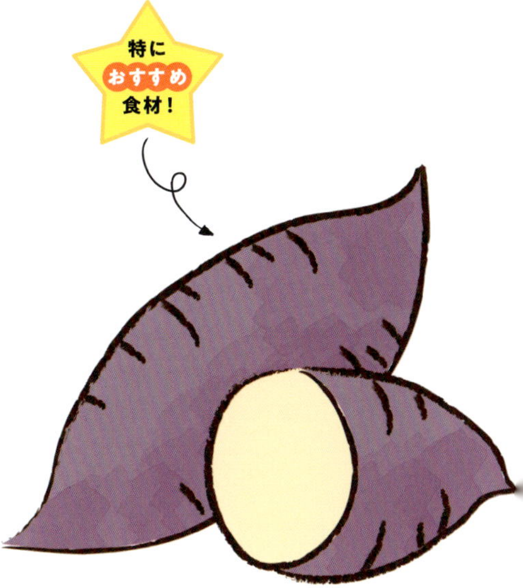

- **改善する症状**：タイプ1　タイプ2　タイプ3　タイプ4
- **補える機能**：腎精　腎陰　腎陽　肝
- **季　節**：冬〜春
- **五　味**：酸　苦　甘　辛　鹹

特　徴

ほっくりとした自然の甘味を持つので、“脾”の機能にも優しい。身体の中で津液を生みだし、大腸のすべりをよくするので、便通改善の効能も期待できる。

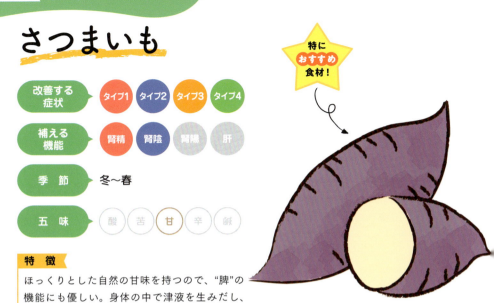

山芋

特　徴

食べて身体に気を補う代表食材。“腎”の機能だけでなく、“肺”と“脾”の気も補うので身体全体に働きかける効果がある。ピーラーで皮をむいた後、いちょう切りにして冷凍すると使いやすい。

- **改善する症状**：タイプ1　タイプ2　タイプ3　タイプ4
- **補える機能**：腎精　腎陰　腎陽　肝
- **季　節**：通年
- **五　味**：酸　苦　甘　辛　鹹

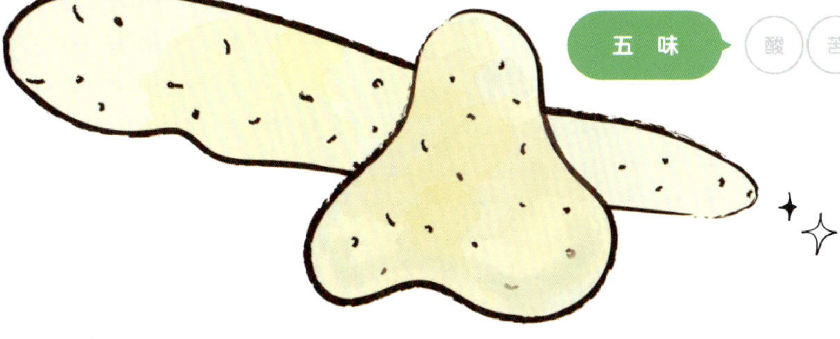

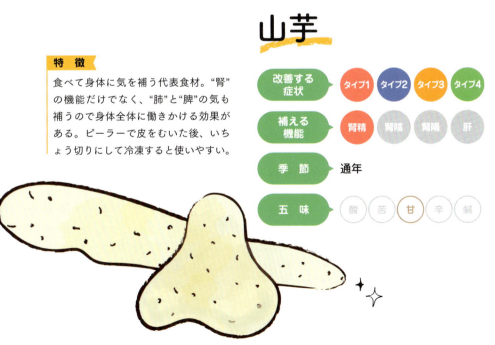

むかご

改善する症状：タイプ1　タイプ2　タイプ3　タイプ4

補える機能：腎精　腎陰　腎陽　肝

季節：秋

五味：酸　苦　甘　辛　鹹

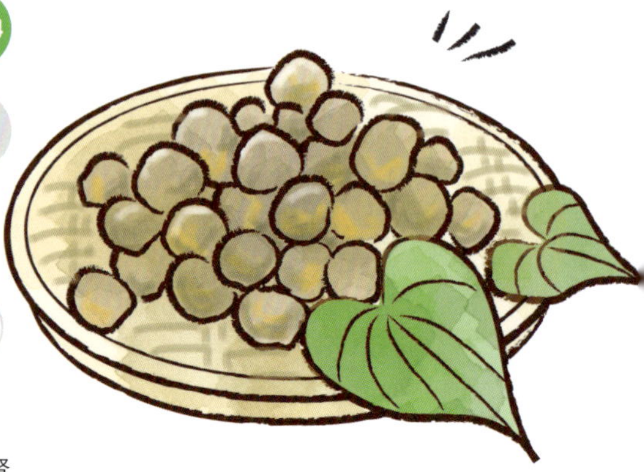

特徴

山芋の葉やツルにつく種（肉芽）。「実や種は腎に働きかける」ので、山芋と同様の“腎”への働きかけが期待できる。お米に混ぜて炊飯するとむかごごはんになる。

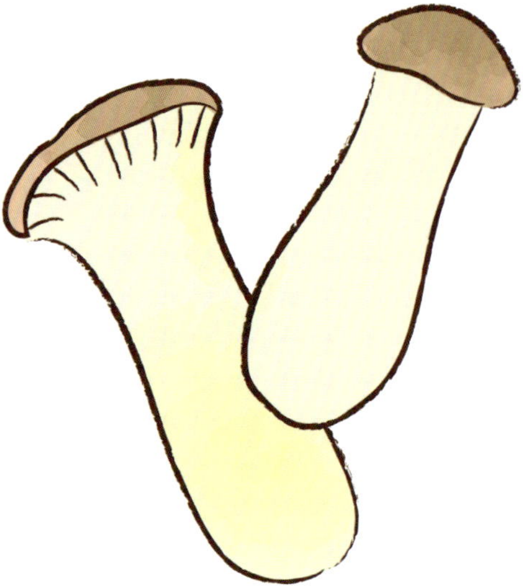

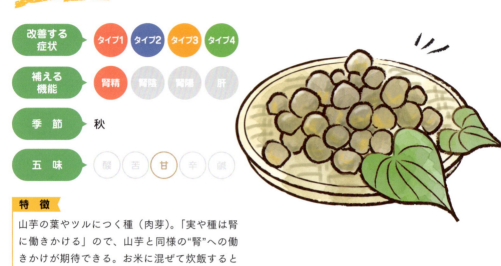

エリンギ

改善する症状：タイプ1　タイプ2　タイプ3　タイプ4

補える機能：腎精　腎陰　腎陽　肝

季節：冬～春

五味：酸　苦　甘　辛　鹹

特徴

軸が太いことが特長的なヒラタケ科のきのこ。身体の表面のこわばりを取り除く働きにも優れる。しょうゆ、バター、にんにくなどでエリンギの乱切りを炒めると絶品レシピになる。

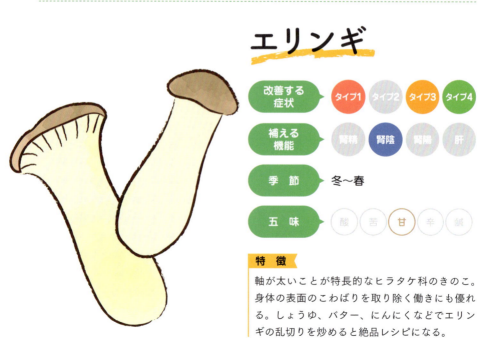

なめこ

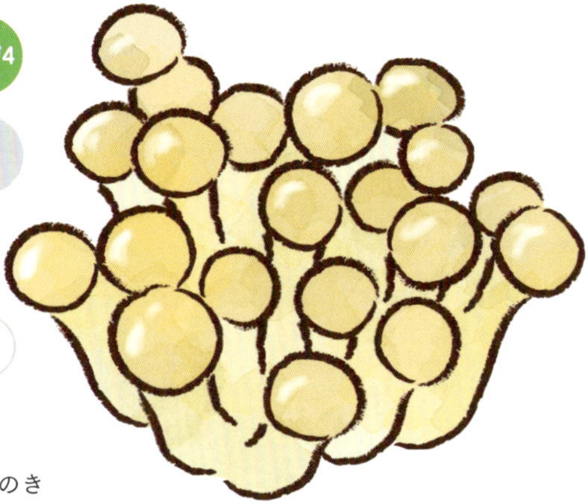

改善する症状	タイプ1　タイプ2　タイプ3　タイプ4
補える機能	腎精　腎陰　腎陽　肝
季　節	通年
五　味	酸　苦　甘　辛　鹹

特　徴

ぬるっとした独特な粘りのあるエモギタケ科のきのこ。身体に気を補い、摂取した飲食物を滞らせない働きにも優れる。“腎”と“心”のコンディションを良くするので不眠改善にも期待できる。

椎茸

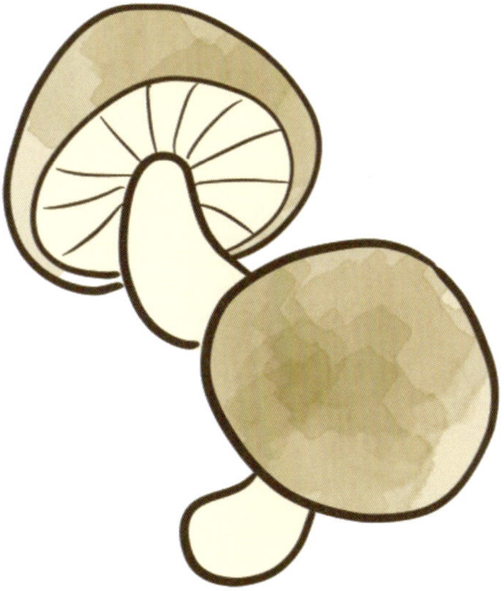

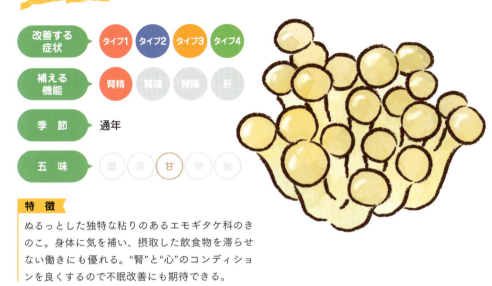

改善する症状	タイプ1　タイプ2　タイプ3　タイプ4
補える機能	腎精　腎陰　腎陽　肝
季　節	冬〜春
五　味	酸　苦　甘　辛　鹹

特　徴

椎（しい）の倒木に生えるきのこが椎茸の語源。グアニル酸などのうま味成分を含んでいることが特長的。イライラを一手に引き受ける“肝”の機能を補う効能に優れる。

アロエ

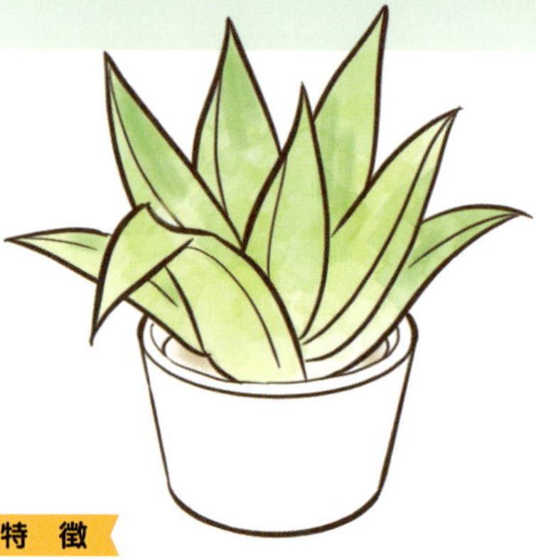

改善する症状	タイプ1 タイプ2 タイプ3 **タイプ4**
補える機能	腎精 腎陰 腎陽 **肝**
季節	夏〜秋
五味	酸 **苦** 甘 辛 鹹

特徴

葉の皮をむき、潤いのある透明質な葉肉を食用とする。熱を冷ますこと、便通を良くすることに優れる。

菊花

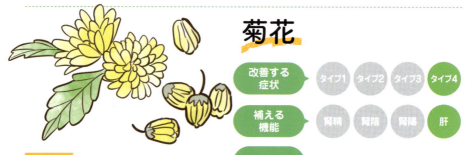

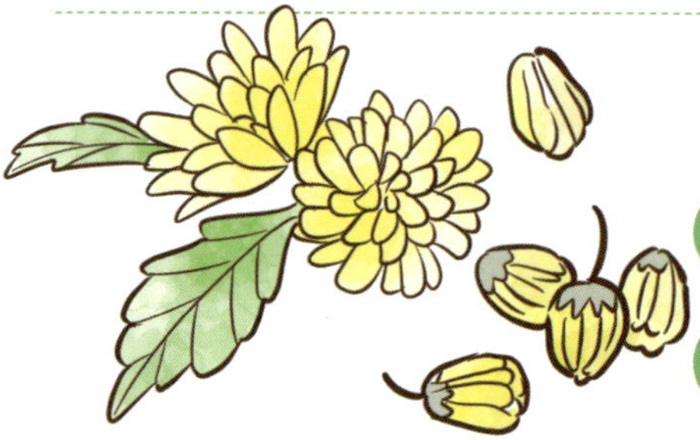

改善する症状	タイプ1 タイプ2 タイプ3 **タイプ4**
補える機能	腎精 腎陰 腎陽 **肝**
季節	夏〜秋
五味	酸 **苦** **甘** **辛** 鹹

特徴

身体の熱を冷ます働きに優れる菊の花。黄菊・白菊などの種類があり、効能は白色の方が強いとされる。

白きくらげ

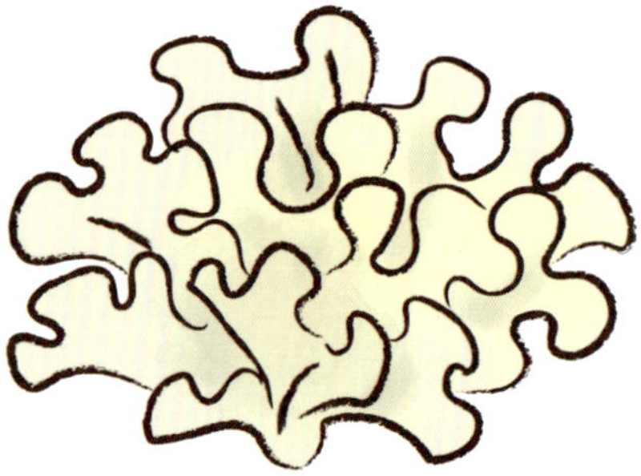

改善する症状	**タイプ1** タイプ2 **タイプ3** **タイプ4**
補える機能	腎精 **腎陰** 腎陽 肝
季節	春〜秋
五味	酸 苦 **甘** 辛 鹹

特徴

真っ白な見た目が特長的なシロキクラゲ科のきのこ。食べる際は熱湯で1分程加熱してから料理に使う。

食材リスト

Fruits・Grains

果物・穀物

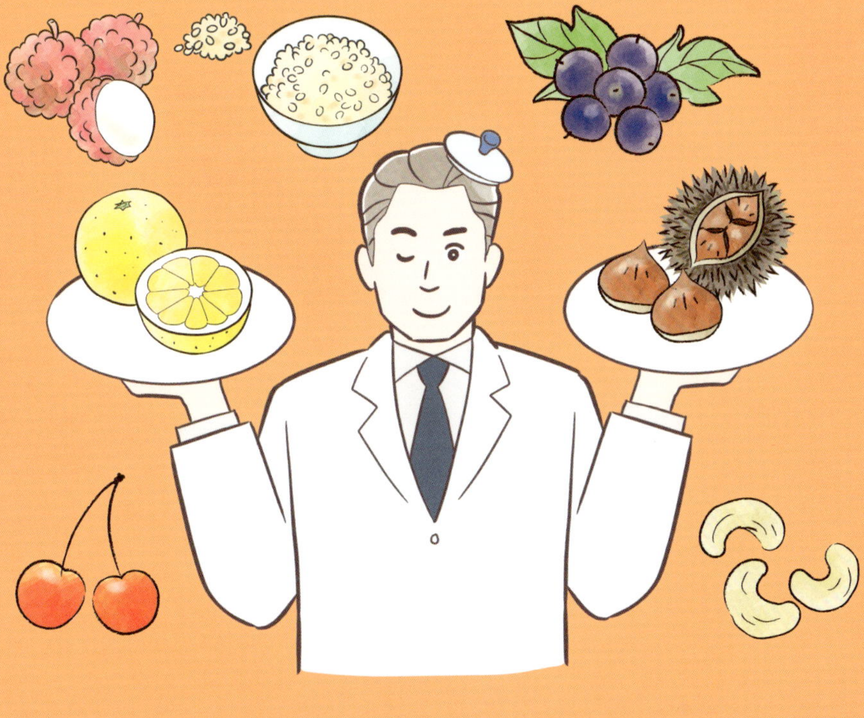

オレンジ

改善する症状	タイプ1　タイプ2　タイプ3　タイプ4
補える機能	腎精　腎陰　腎陽　肝
季節	春〜夏
五味	酸　苦　甘　辛　鹹

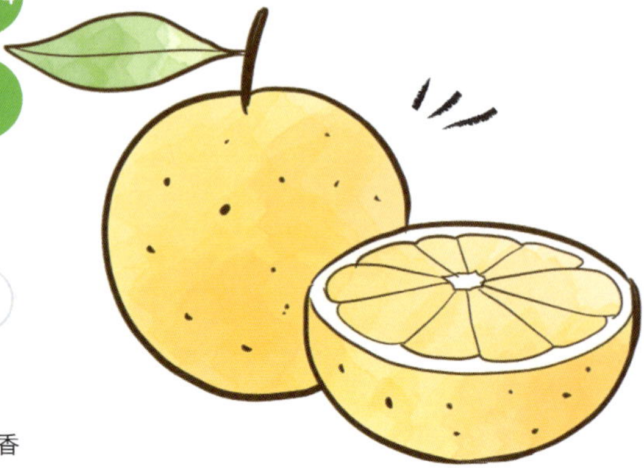

特徴

柑橘類に属するミカン科の果実。オレンジの香りによって、うつ状態で固まった"肝"の気が巡るように働きかけることが期待できる。皮を湯通しして乾燥させて使っても良い。

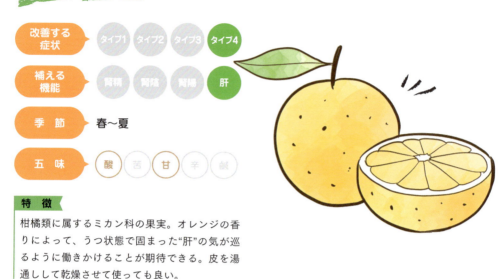

グレープフルーツ

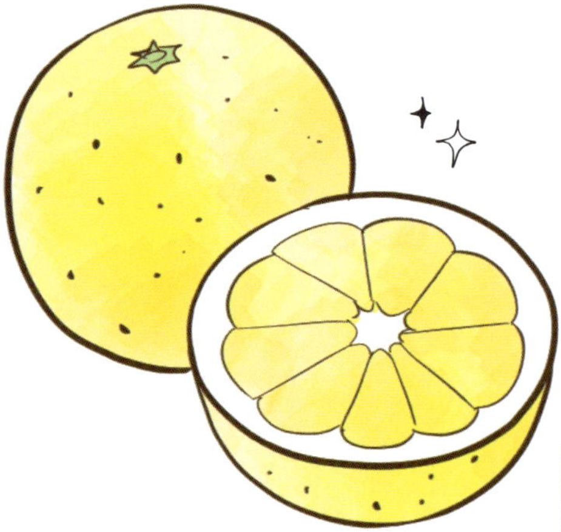

改善する症状	タイプ1　タイプ2　タイプ3　タイプ4
補える機能	腎精　腎陰　腎陽　肝
季節	通年
五味	酸　苦　甘　辛　鹹

特徴

柑橘類に属するミカン科の果実。ブンタンとオレンジが自然交配してできた果物。うつ状態で固まった"肝"の気が巡るように、果実の香りが働きかける。胃もたれや消化不良の時におすすめ。

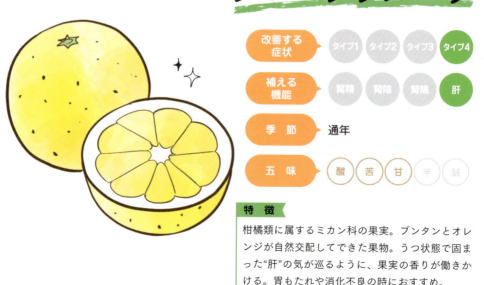

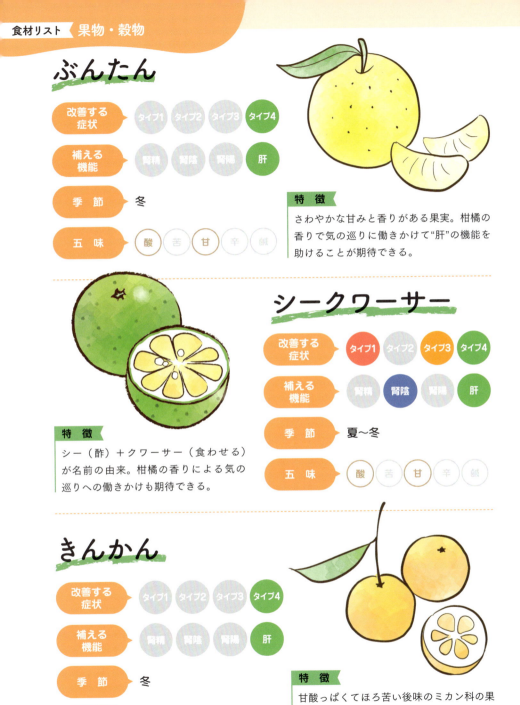

ぶんたん

改善する症状	タイプ1　タイプ2　タイプ3　**タイプ4**
補える機能	腎精　腎陰　腎陽　**肝**
季節	冬
五味	**酸**　苦　**甘**　辛　鹹

特徴

さわやかな甘みと香りがある果実。柑橘の香りで気の巡りに働きかけて“肝”の機能を助けることが期待できる。

シークワーサー

改善する症状	**タイプ1**　タイプ2　**タイプ3**　**タイプ4**
補える機能	腎精　**腎陰**　腎陽　**肝**
季節	夏～冬
五味	**酸**　苦　**甘**　辛　鹹

特徴

シー（酢）＋クワーサー（食わせる）が名前の由来。柑橘の香りによる気の巡りへの働きかけも期待できる。

きんかん

改善する症状	タイプ1　タイプ2　タイプ3　**タイプ4**
補える機能	腎精　腎陰　腎陽　**肝**
季節	冬
五味	**酸**　苦　**甘**　**辛**　鹹

特徴

甘酸っぱくてほろ苦い後味のミカン科の果実。ストレスで固まった“肝”の気を解きほぐす働きが期待できる。

ブルーベリー

改善する症状	タイプ1 タイプ2 タイプ3 タイプ4
補える機能	腎精 腎陰 腎陽 肝
季節	春～夏
五味	酸 苦 甘 辛 鹹

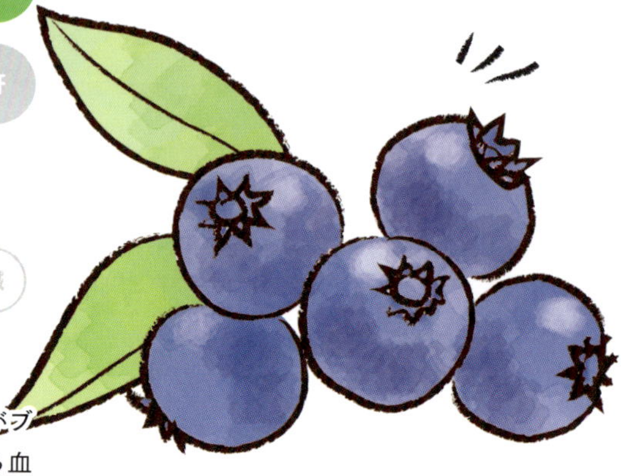

特徴

ツツジ科の果実。果実のきれいなブルー色がブルーベリーの名前の由来。“肝”に蓄えられる血への働きかけで“肝”の機能を補うことも特長的。疲れ目や目が充血する時にもおすすめ。

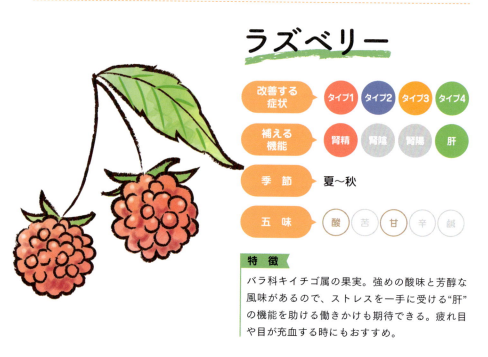

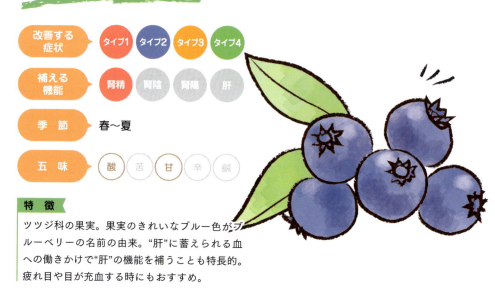

ラズベリー

改善する症状	タイプ1 タイプ2 タイプ3 タイプ4
補える機能	腎精 腎陰 腎陽 肝
季節	夏～秋
五味	酸 苦 甘 辛 鹹

特徴

バラ科キイチゴ属の果実。強めの酸味と芳醇な風味があるので、ストレスを一手に受ける“肝”の機能を助ける働きかけも期待できる。疲れ目や目が充血する時にもおすすめ。

カシス

特に おすすめ 食材！

改善する症状	タイプ1	タイプ2	タイプ3	タイプ4	
補える機能	腎精	腎陰	腎陽	肝	
季節	夏				
五味	酸	苦	甘	辛	鹹

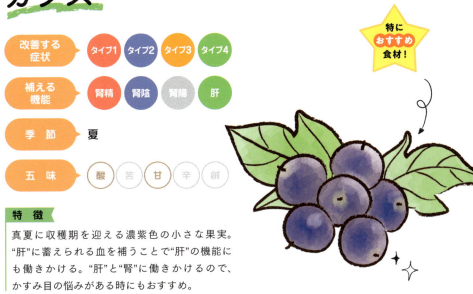

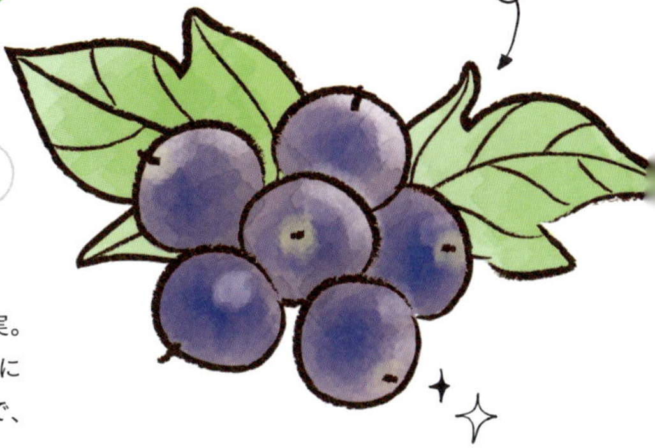

特徴

真夏に収穫期を迎える濃紫色の小さな果実。"肝"に蓄えられる血を補うことで"肝"の機能にも働きかける。"肝"と"腎"に働きかけるので、かすみ目の悩みがある時にもおすすめ。

桑の実

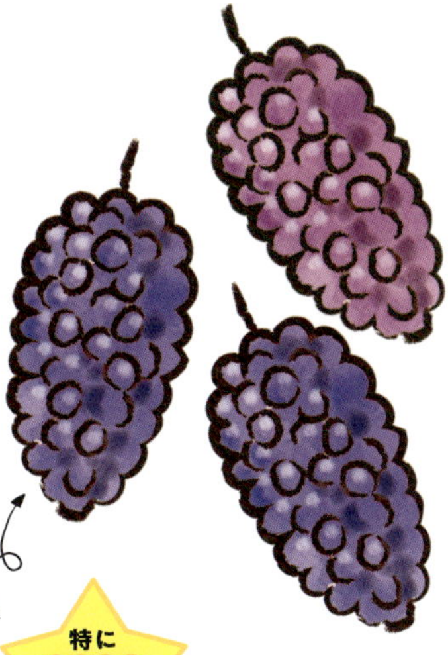

特に おすすめ 食材！

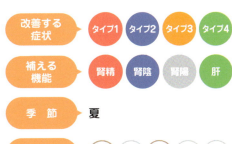

改善する症状	タイプ1	タイプ2	タイプ3	タイプ4	
補える機能	腎精	腎陰	腎陽	肝	
季節	夏				
五味	酸	苦	甘	辛	鹹

特徴

クワ科クワ属の木に実る果実の総称。別名でマルベリーとも呼ばれる。"肝"に蓄えられる血を補う働きも期待できる。腸を潤す効能も期待できるので、コロコロ便の便秘の時にもおすすめ。

さくらんぼ

改善する症状	タイプ1　タイプ2　タイプ3　タイプ4
補える機能	腎精　腎陰　腎陽　肝
季　節	夏
五　味	酸　苦　甘　辛　鹹

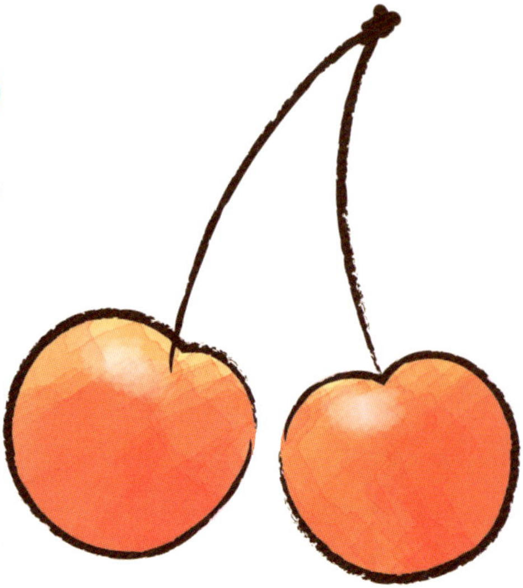

特　徴

バラ科サクラ属の果実。身体の表面のこわばりを取り除く働きにも優れているので、梅雨時期の空気がじめじめした季節にもおすすめ。“脾”の機能も健やかにする。

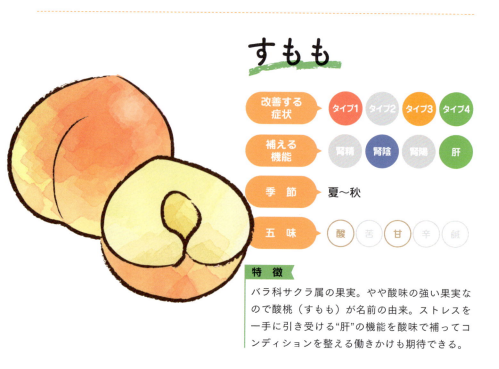

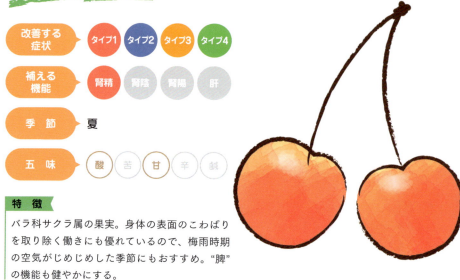

すもも

改善する症状	タイプ1　タイプ2　タイプ3　タイプ4
補える機能	腎精　腎陰　腎陽　肝
季　節	夏～秋
五　味	酸　苦　甘　辛　鹹

特　徴

バラ科サクラ属の果実。やや酸味の強い果実なので酸桃（すもも）が名前の由来。ストレスを一手に引き受ける“肝”の機能を酸味で補ってコンディションを整える働きかけも期待できる。

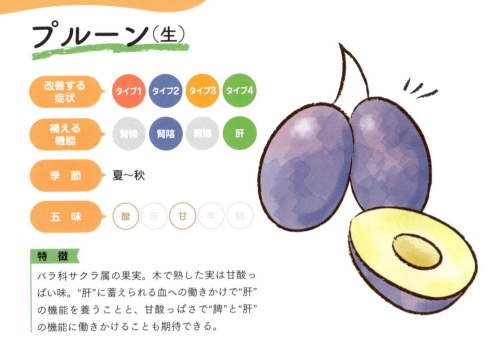

プルーン（生）

改善する症状	**タイプ1**	**タイプ2**	**タイプ3**	**タイプ4**	
補える機能	腎精	**腎陰**	腎陽	**肝**	
季節	夏〜秋				
五味	**酸**	苦	**甘**	辛	鹹

特徴

バラ科サクラ属の果実。木で熟した実は甘酸っぱい味。“肝”に蓄えられる血への働きかけで“肝”の機能を養うことと、甘酸っぱさで“脾”と“肝”の機能に働きかけることも期待できる。

ライチ

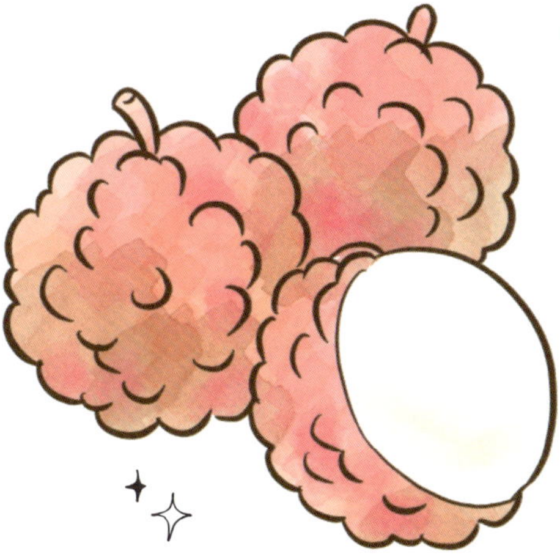

改善する症状	タイプ1	タイプ2	タイプ3	**タイプ4**	
補える機能	腎精	腎陰	腎陽	**肝**	
季節	夏				
五味	**酸**	苦	**甘**	辛	鹹

特徴

甘味が強くて高貴な香りがする果実。硬い皮をむくと半透明白色のみずみずしい果肉が出てくる。血を補いながら気の巡りに働きかけるので“肝”の機能を整えることが期待できる。

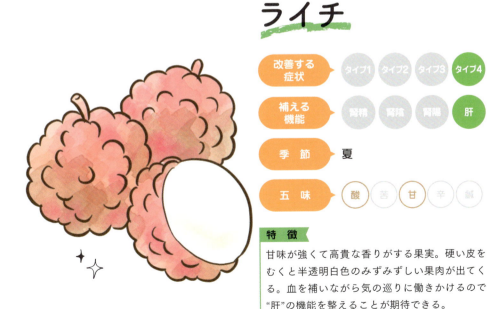

クコ

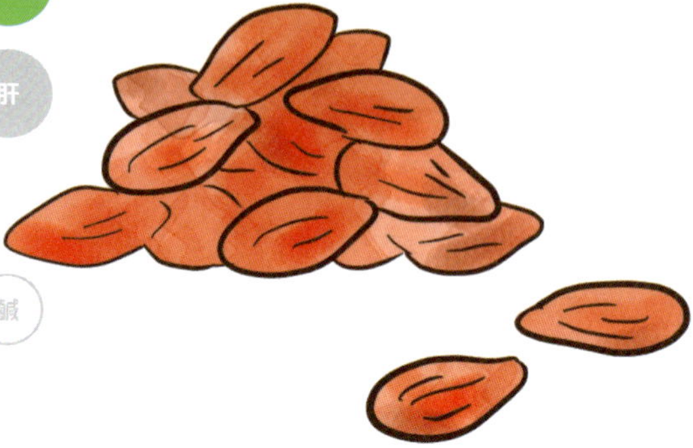

改善する症状	タイプ1　タイプ2　タイプ3　タイプ4
補える機能	腎精　腎陰　腎陽　肝
季節	秋～冬
五味	酸　苦　甘　辛　鹹

特徴

ナス科クコ属の果実。秋に赤い実をつける。ストレスを一手に引き受ける“肝”の働きも補い、“肺”を潤す働きも期待できる。“肝”の機能にも働きかけるので、疲れ目が気になる時にもおすすめ。

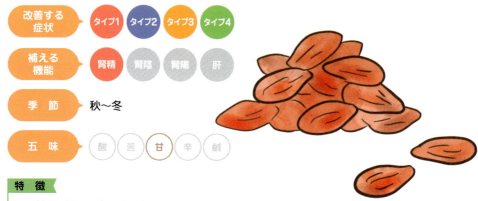

さんざし

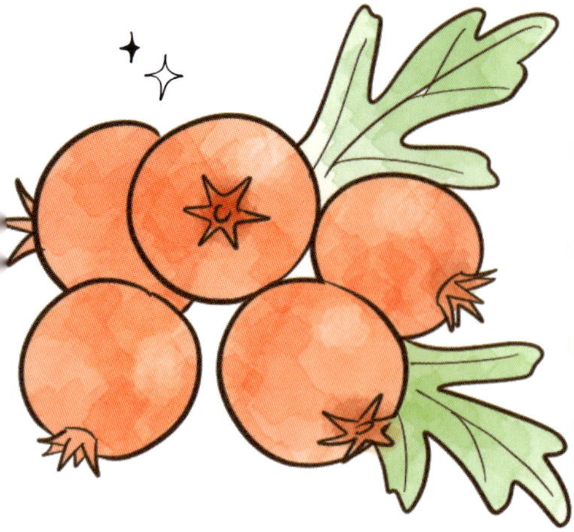

改善する症状	タイプ1　タイプ2　タイプ3　タイプ4
補える機能	腎精　腎陰　腎陽　肝
季節	秋
五味	酸　苦　甘　辛　鹹

特徴

バラ科サンザシ属の果実。さんざしの酸味は脂っぽさを切り取るのに優れている。気と血を巡らせて“脾”や胃の消化機能を改善することに優れているので、食欲不振の時におすすめ。

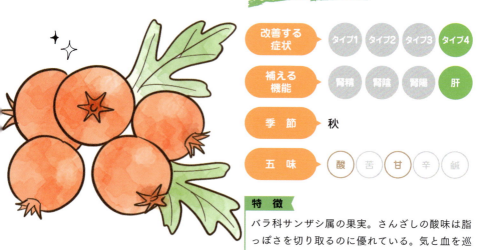

ゆず皮

改善する症状	タイプ1 タイプ2 タイプ3 タイプ4
補える機能	腎精 腎陰 腎陽 肝
季節	冬
五味	酸 苦 甘 辛 鹹

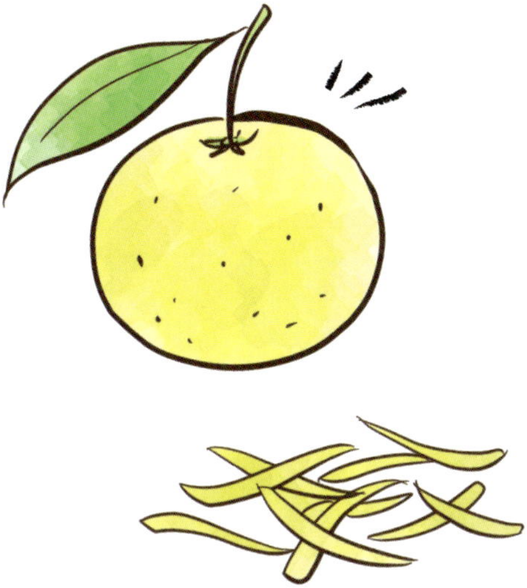

特徴

ミカン科の果実。柑橘の香りで気を巡らせて“肝”の機能のコンディションを整えることが期待できる。辛味と苦味のアプローチから風邪の初期状態の時におすすめ。

レモンの皮

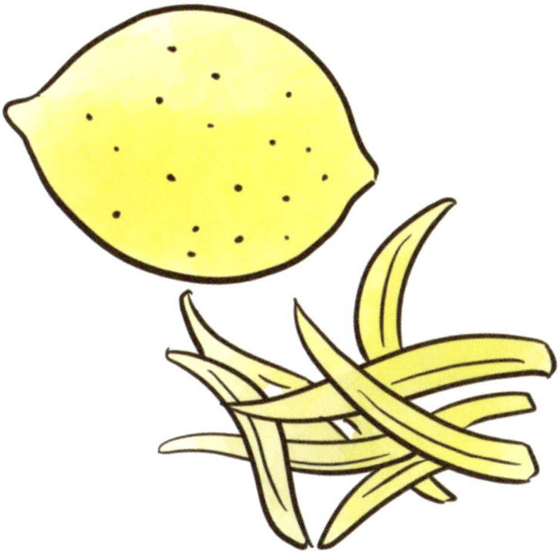

改善する症状	タイプ1 タイプ2 タイプ3 タイプ4
補える機能	腎精 腎陰 腎陽 肝
季節	通年
五味	酸 苦 甘 辛 鹹

特徴

ミカン科の果実。爽やかな香りが気を巡らせて、ストレスを一手に引き受ける“肝”の機能を酸味が助ける働きをする。酸味と苦味が降ろす働きをするので、食欲がない時におすすめ。

カシューナッツ

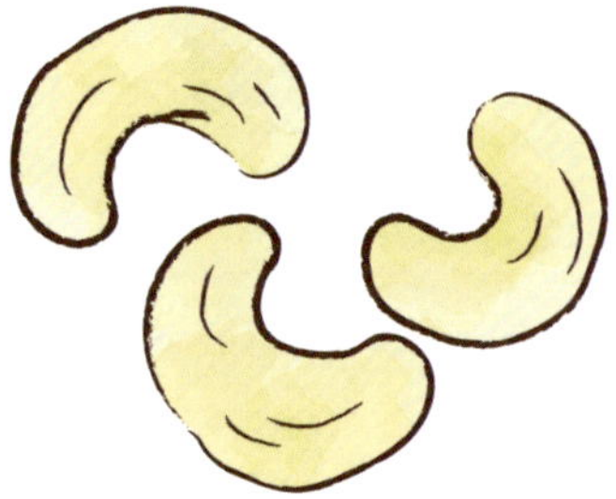

改善する症状	**タイプ1** **タイプ2** **タイプ3** **タイプ4**
補える機能	**腎精** 腎陰 腎陽 肝
季節	春
五味	酸 苦 **甘** 辛 鹹

特徴

カシューの木になる果実“カシューアップル”にぶら下がる種子の仁（じん）。植物の“種”は人間の“腎”に働きかける。

くるみ

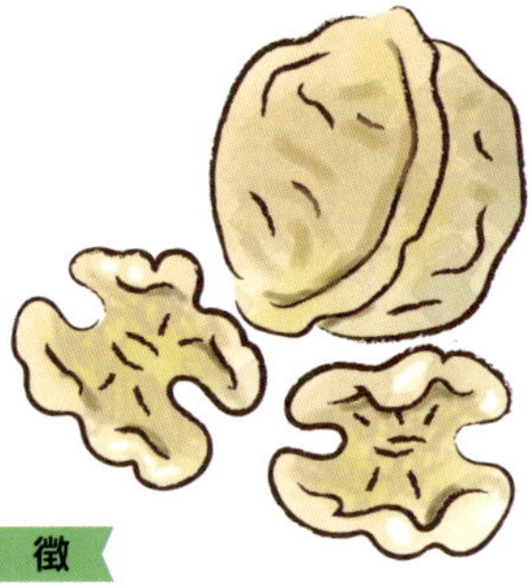

改善する症状	**タイプ1** **タイプ2** **タイプ3** **タイプ4**
補える機能	**腎精** 腎陰 腎陽 肝
季節	秋
五味	酸 苦 **甘** 辛 鹹

特徴

クルミ科の核果（かくか）の種子。温性で、冷え・乾燥を苦手とする“肺”の機能も温め、喘息を鎮める働きも期待できる。

ヘーゼルナッツ

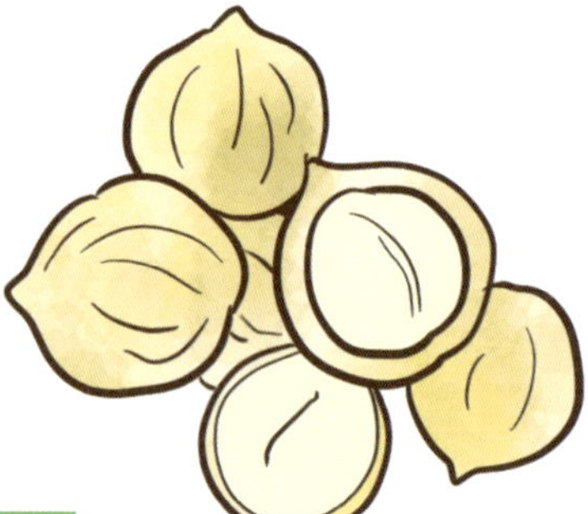

改善する症状	タイプ1 タイプ2 タイプ3 **タイプ4**
補える機能	腎精 腎陰 腎陽 **肝**
季節	夏～秋
五味	酸 苦 **甘** 辛 鹹

特徴

カバノキ科の堅い果実。身体に気を補って、消化作用である“脾”の機能に働きかけることが期待できる。

栗

改善する症状：タイプ1　タイプ2　タイプ3　タイプ4

補える機能：腎精　腎陰　腎陽　肝

季節：秋

五味：酸　苦　甘　辛　鹹

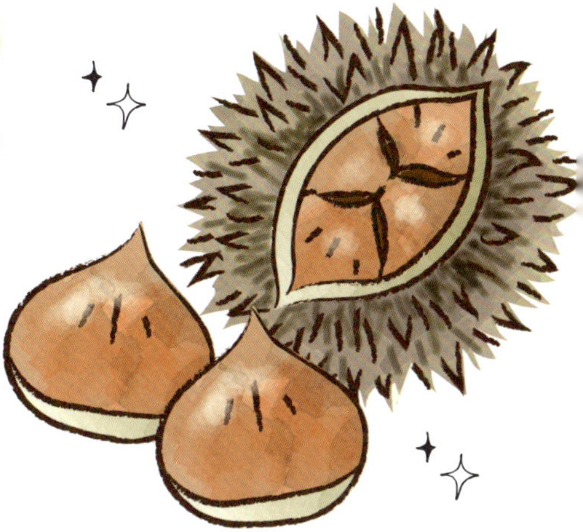

特徴

ブナ科クリ属の果実。鬼皮は他の果物の果肉にあたる部分で、栗の実は他の果物の"種"にあたる。消化作用の"脾"の機能にも働きかけるので、健やかな筋肉づくりにも役立つ。

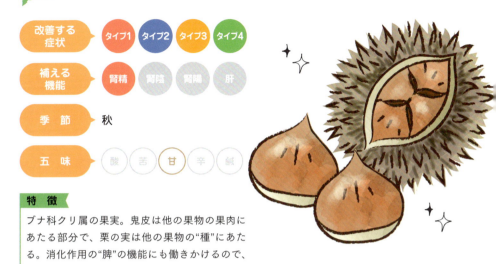

蓮《はす》の実

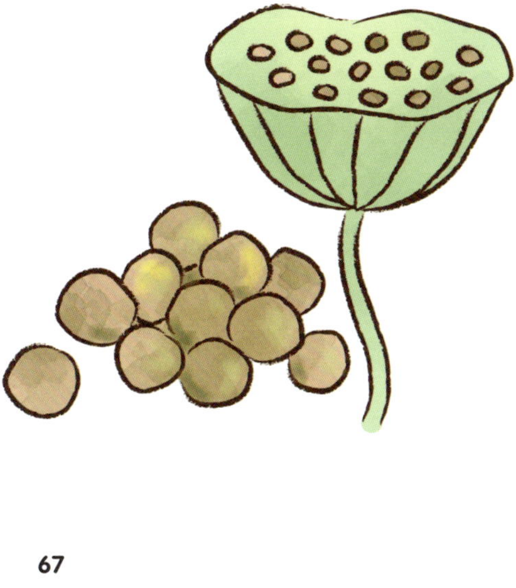

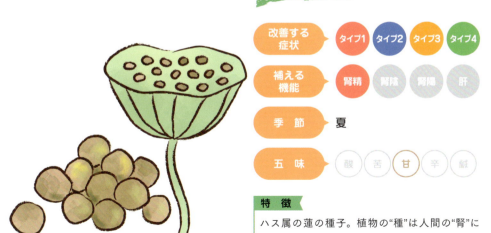

改善する症状：タイプ1　タイプ2　タイプ3　タイプ4

補える機能：腎精　腎陰　腎陽　肝

季節：夏

五味：酸　苦　甘　辛　鹹

特徴

ハス属の蓮の種子。植物の"種"は人間の"腎"に働きかける。消化作用の"脾"の機能を整える働きも期待できる。"腎"と"心"に働きかけてコンディションを良くするので、不眠時にもおすすめ。

黒豆

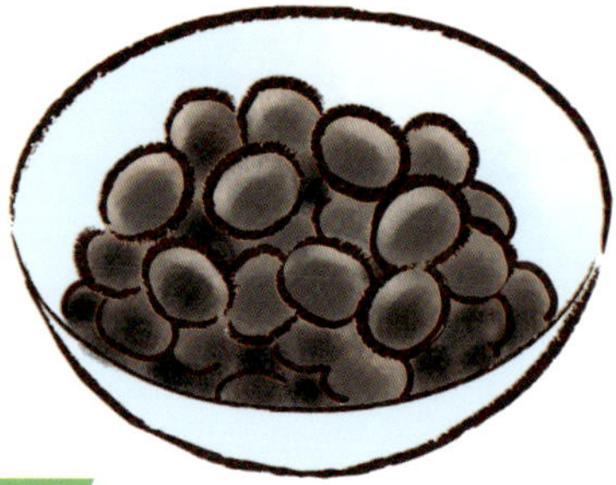

改善する症状：タイプ1　タイプ2　タイプ3　タイプ4

補える機能：腎精　腎陰　腎陽　肝

季節：秋〜冬

五味：酸　苦　甘　辛　鹹

特徴

腎を補う“黒い食材”。血に働きかける効能も特長的。乾煎りしてからお米とともに炊飯すると食べやすい。

ささげ

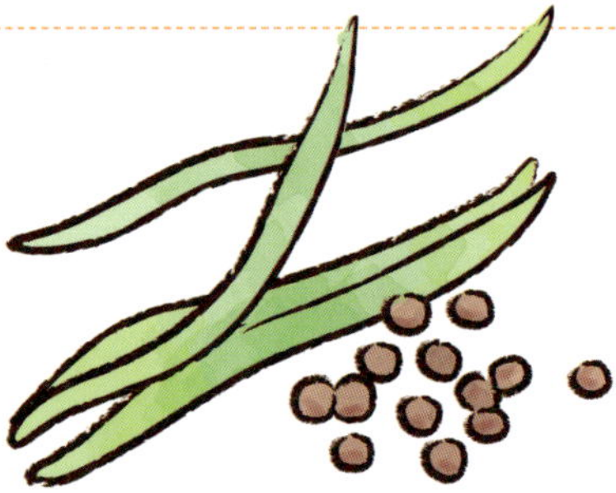

改善する症状：タイプ1　タイプ2　タイプ3　タイプ4

補える機能：腎精　腎陰　腎陽　肝

季節：夏

五味：酸　苦　甘　辛　鹹

特徴

長いさやに包まれた豆は、見た目が小豆によく似ている。“脾”と“腎”の機能を健やかにする効能にも優れる。

なたまめ

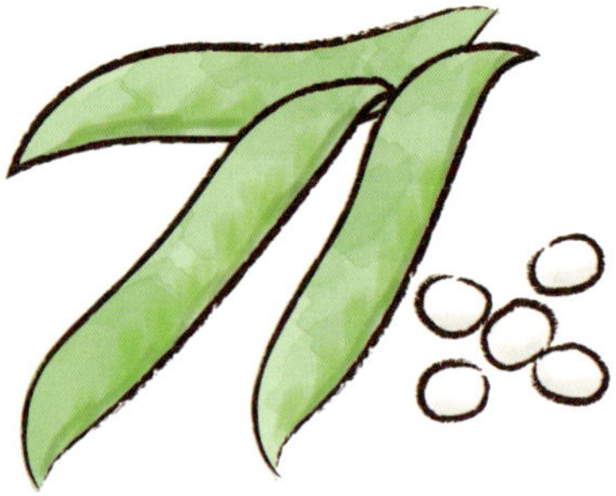

改善する症状：タイプ1　タイプ2　タイプ3　タイプ4

補える機能：腎精　腎陰　腎陽　肝

季節：夏〜秋

五味：酸　苦　甘　辛　鹹

特徴

さやごと薄切りにした「青銅器の剣」のような見た目で福神漬けなどに使われる。おなかを温めることも期待できる。

玄米

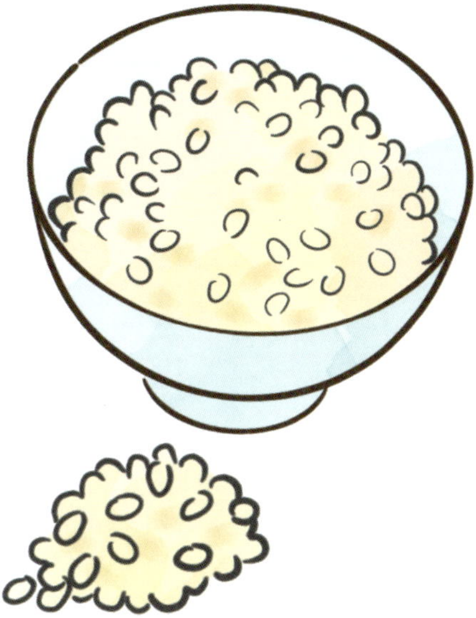

改善する症状	**タイプ1** **タイプ2** **タイプ3** **タイプ4**
補える機能	**腎精** 腎陰 腎陽 肝
季節	秋
五味	酸 苦 **甘** 辛 鹹

特徴

収穫したてのお米からもみ殻を取り除いた状態のもの。穀物の自然の甘みを持つので、“脾”の機能にも優しい。白米と比べて“肝”と“腎”の機能を補う効能に優れる。

黒米

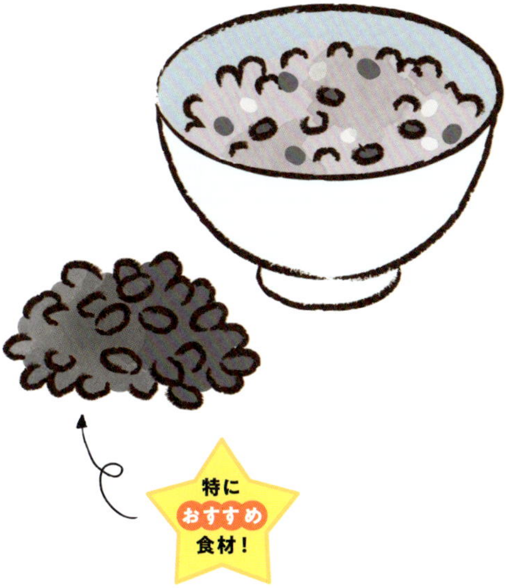

改善する症状	**タイプ1** **タイプ2** **タイプ3** **タイプ4**
補える機能	**腎精** **腎陰** 腎陽 肝
季節	秋
五味	酸 苦 **甘** 辛 鹹

特徴

腎の機能を補う“黒い食材”のひとつ。穀物の自然の甘みを持つので“脾”の機能にも優しい。白米１合に対して黒米大さじ１を加えて炊飯すると、ピンク色のごはんに炊き上がる。

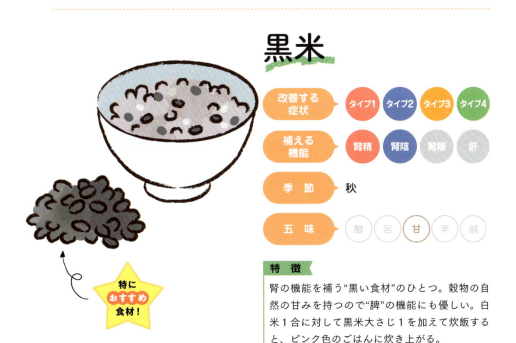

あわ

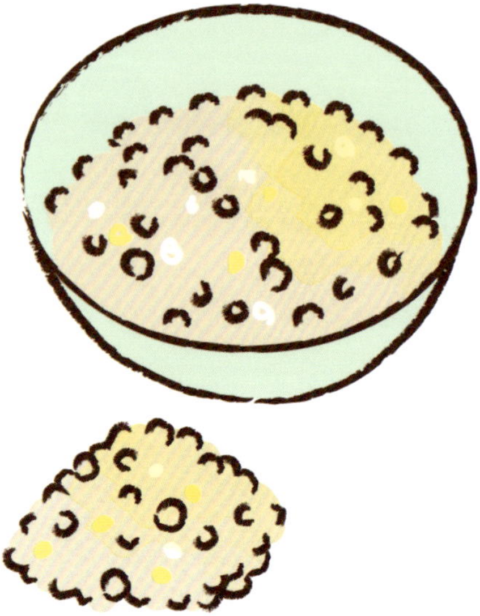

改善する症状	タイプ1　タイプ2　タイプ3　タイプ4
補える機能	**腎精**　腎陰　腎陽　肝
季節	夏〜秋
五味	酸　苦　**甘**　辛　**鹹**

特徴

五臓を養う穀物“五穀（ごこく）”のひとつ。穀物の自然の甘みを持つので、“脾”の機能も養う。白米１合に対して大さじ１のあわを加えて炊飯するとあわごはんになる。

黒ごま

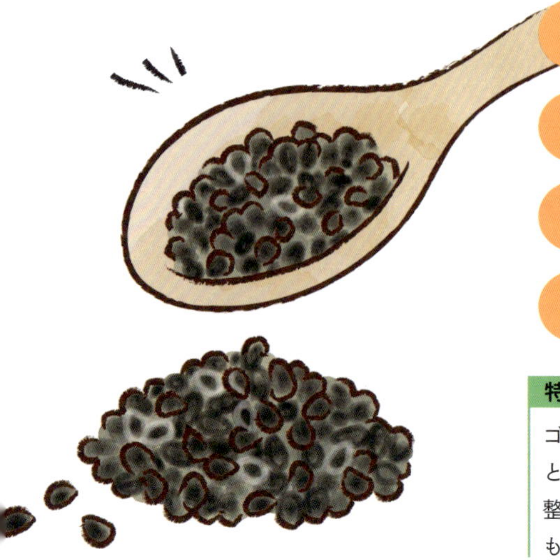

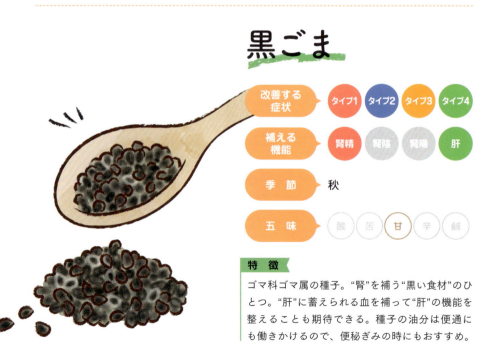

改善する症状	タイプ1　タイプ2　タイプ3　タイプ4
補える機能	**腎精**　腎陰　腎陽　**肝**
季節	秋
五味	酸　苦　**甘**　辛　鹹

特徴

ゴマ科ゴマ属の種子。“腎”を補う“黒い食材”のひとつ。“肝”に蓄えられる血を補って“肝”の機能を整えることも期待できる。種子の油分は便通にも働きかけるので、便秘ぎみの時にもおすすめ。

食材リスト

Seafood

海鮮

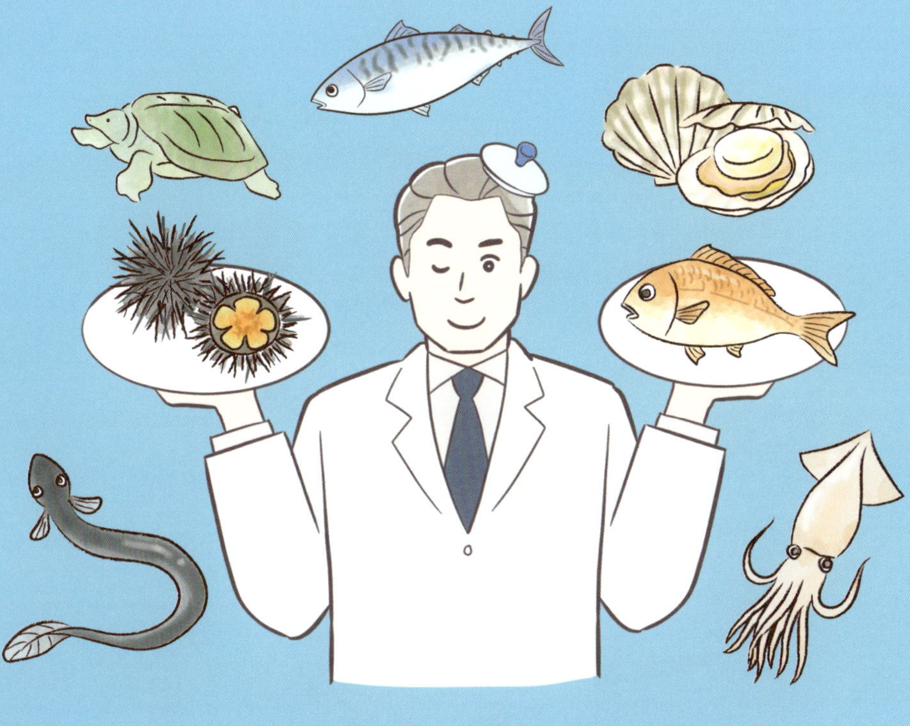

えび

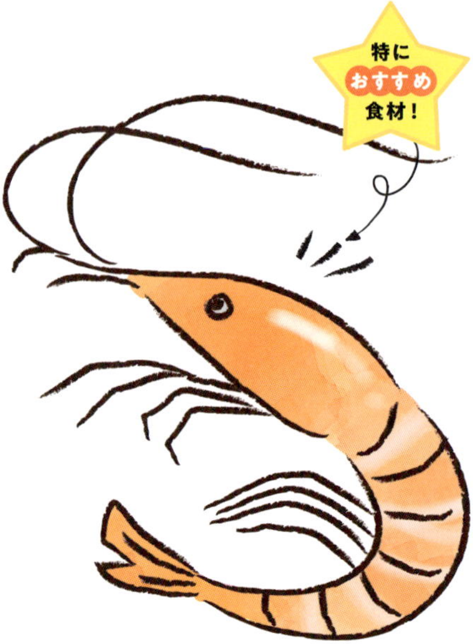

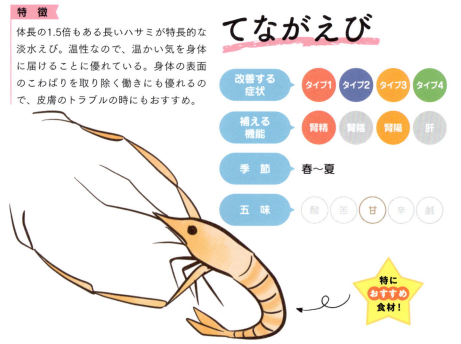

改善する症状	タイプ1 タイプ2 タイプ3 タイプ4
補える機能	腎精 腎陰 腎陽 肝
季節	通年
五味	酸 苦 **甘** 辛 **鹹**

特徴

海水または淡水に生息する甲殻類。脱皮を繰り返すので「成長・生まれ変わり」を象徴する縁起の良い食材。胃のコンディションを良くすることにも優れるので、食欲不振の時もおすすめ。

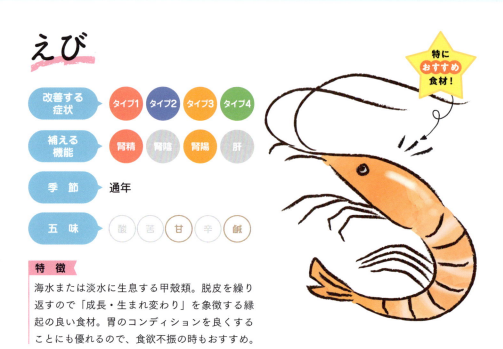

てながえび

特徴

体長の1.5倍もある長いハサミが特長的な淡水えび。温性なので、温かい気を身体に届けることに優れている。身体の表面のこわばりを取り除く働きにも優れるので、皮膚のトラブルの時にもおすすめ。

改善する症状	タイプ1 タイプ2 タイプ3 タイプ4
補える機能	腎精 腎陰 腎陽 肝
季節	春〜夏
五味	酸 苦 **甘** 辛 鹹

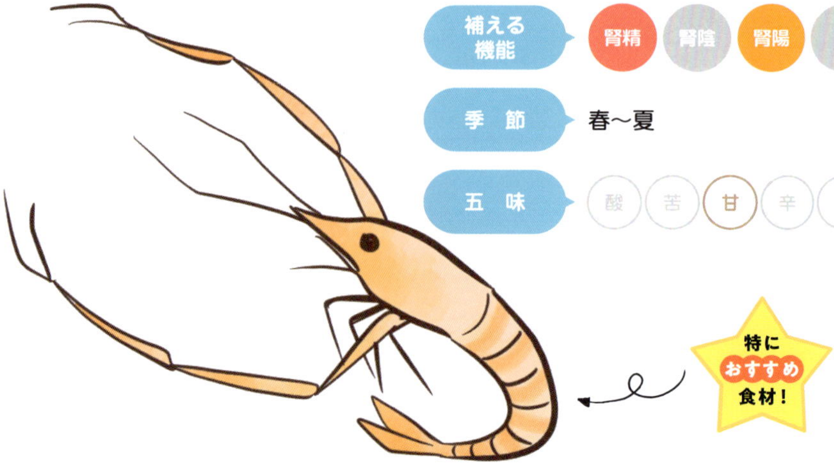

いか

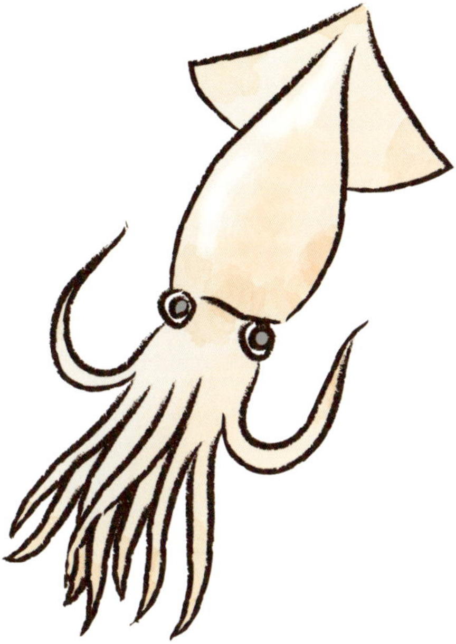

改善する症状	**タイプ1**　タイプ2　**タイプ3**　**タイプ4**
補える機能	腎精　**腎陰**　腎陽　肝
季　節	通年
五　味	酸　苦　甘　辛　**鹹**

特　徴

軟体動物で貝類の仲間。血を補うアプローチとともに、身体の中の潤いである津液を補うことに優れる。月経を整える作用にも優れるので、月経不順の時にもおすすめ。

くらげ

改善する症状	タイプ1　タイプ2　タイプ3　**タイプ4**
補える機能	腎精　腎陰　腎陽　**肝**
季　節	通年
五　味	酸　苦　甘　辛　**鹹**

特　徴

淡水または海水で、水の流れに身を任せてふわふわと浮遊して暮らす生き物。イライラの許容量を超えて高ぶる“肝”の熱を冷まして、気を落ち着かせる働きに優れる。

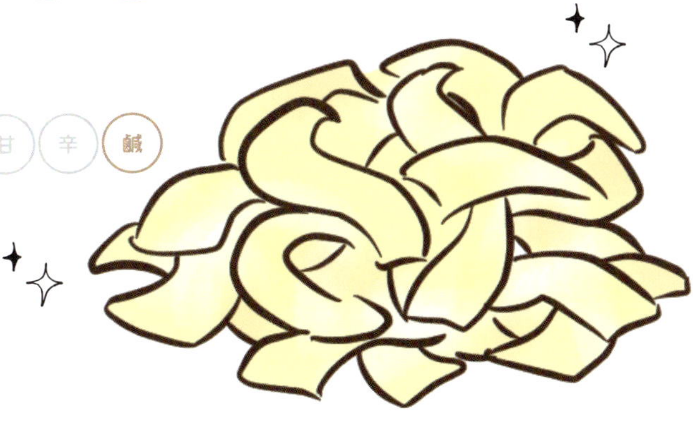

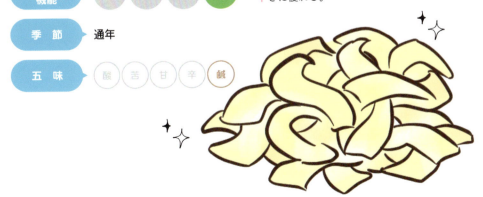

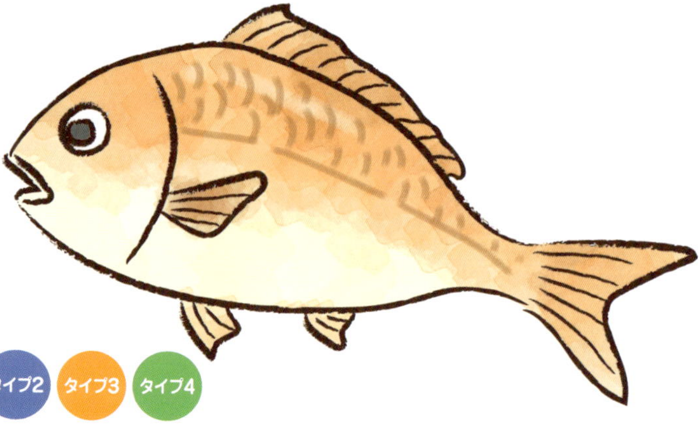

たい

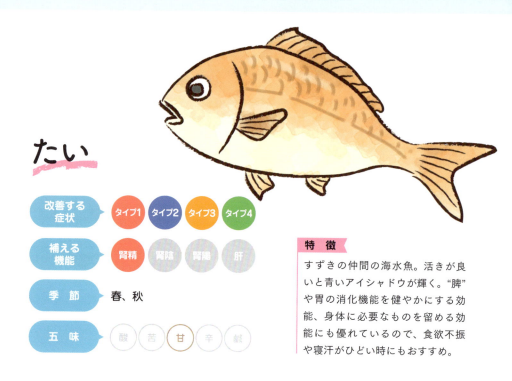

改善する症状	タイプ1　タイプ2　タイプ3　タイプ4
補える機能	腎精　腎陰　腎陽　肝
季　節	春、秋
五　味	酸　苦　甘　辛　鹹

特　徴

すずきの仲間の海水魚。活きが良いと青いアイシャドウが輝く。“脾”や胃の消化機能を健やかにする効能、身体に必要なものを留める効能にも優れているので、食欲不振や寝汗がひどい時にもおすすめ。

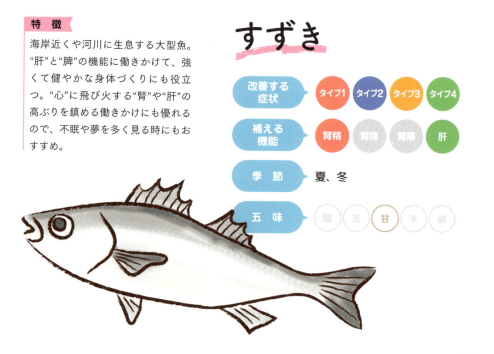

すずき

改善する症状	タイプ1　タイプ2　タイプ3　タイプ4
補える機能	腎精　腎陰　腎陽　肝
季　節	夏、冬
五　味	酸　苦　甘　辛　鹹

特　徴

海岸近くや河川に生息する大型魚。“肝”と“脾”の機能に働きかけて、強くて健やかな身体づくりにも役立つ。“心”に飛び火する“腎”や“肝”の高ぶりを鎮める働きかけにも優れるので、不眠や夢を多く見る時にもおすすめ。

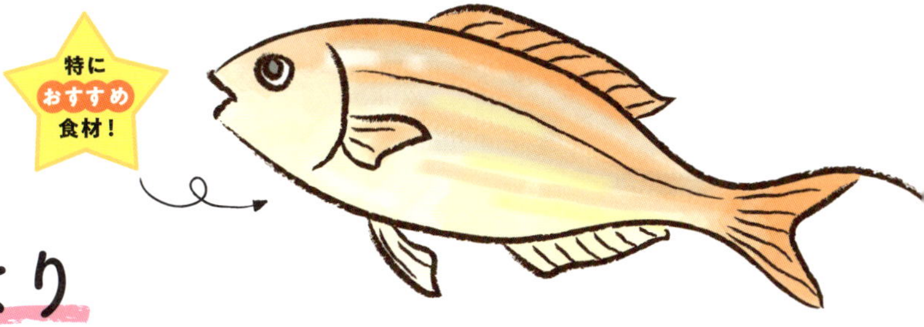

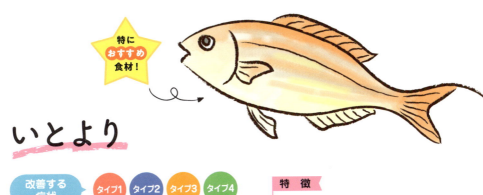

いとより

改善する症状	タイプ1　タイプ2　タイプ3　タイプ4
補える機能	腎精　腎陰　腎陽　肝
季　節	秋〜冬
五　味	酸　苦　甘　辛　鹹

特　徴

ピンク色の体表に金色の縦縞の見た目の白身魚。身体の中の潤いである津液を補うことに優れる。効能が“腎”に特化している魚なのでアンチエイジングの効能があり、疲労、精力不足の時におすすめ。

いしもち

特　徴

すずきの仲間の海水魚。すずきと比べると、精を補って生命エネルギーを充実させることに優れる。消化作用の“脾”の機能にも働きかけるので、食欲不振の時にもおすすめ。

改善する症状	タイプ1　タイプ2　タイプ3　タイプ4
補える機能	腎精　腎陰　腎陽　肝
季　節	春〜夏
五　味	酸　苦　甘　辛　鹹

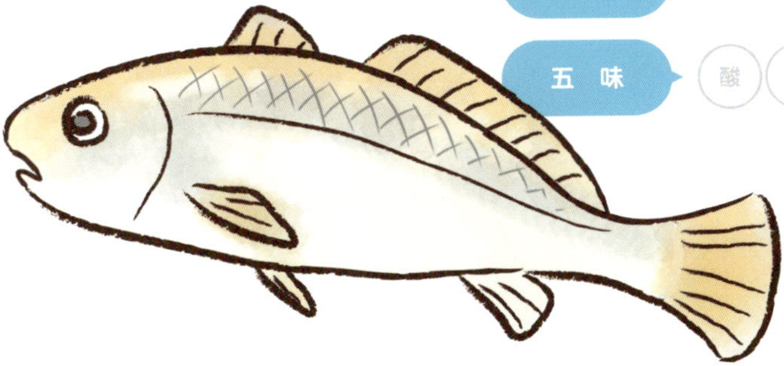

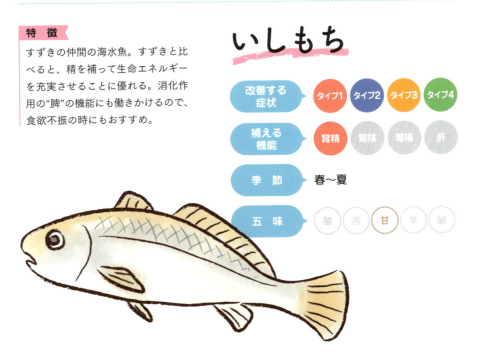

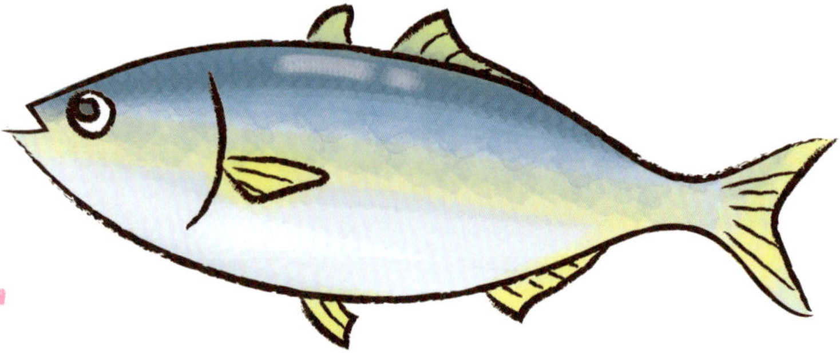

ぶり

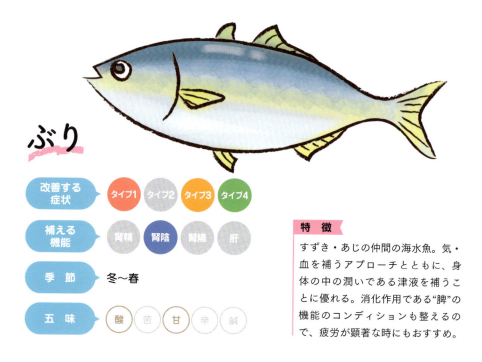

改善する症状	タイプ1　タイプ2　タイプ3　タイプ4
補える機能	腎精　腎陰　腎陽　肝
季節	冬〜春
五味	酸　苦　甘　辛　鹹

特徴

すずき・あじの仲間の海水魚。気・血を補うアプローチとともに、身体の中の潤いである津液を補うことに優れる。消化作用である“脾”の機能のコンディションも整えるので、疲労が顕著な時にもおすすめ。

さば

特徴

すずきの仲間の海水魚。遊泳力があり、群れをなして大洋を広範囲に移動する。気・血を補うアプローチとともに、血液のプールである“肝”を補うことに優れる。疲れ目・目のかすみの時におすすめ。

改善する症状	タイプ1　タイプ2　タイプ3　タイプ4
補える機能	腎精　腎陰　腎陽　肝
季節	秋〜冬
五味	酸　苦　甘　辛　鹹

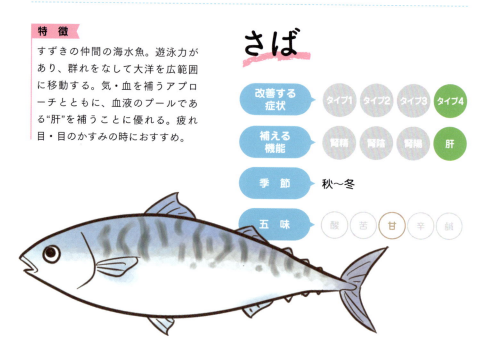

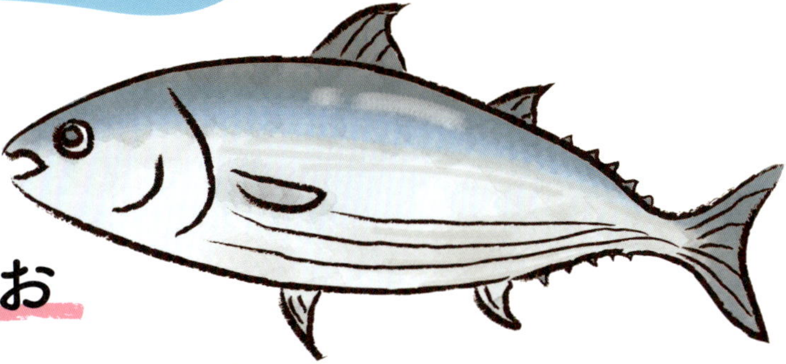

かつお

改善する症状	タイプ1 タイプ2 タイプ3 タイプ4
補える機能	腎精 腎陰 腎陽 肝
季節	春、秋
五味	酸 苦 甘 辛 鹹

特徴

すずき・さばの仲間の海水魚。さばと比べると、温性なので身体から寒さを散らす働きにも優れる。腸と胃のコンディションを整えるので、胃のつかえ、慢性の下痢などの時にもおすすめ。

かじきまぐろ

特徴

温暖な海を高速で遊泳する、大型の肉食性海水魚。イライラで固まりつつある“肝”の気を流す働きかけに優れる。ため息が多い時や肋骨の下や脇腹が張る時におすすめ。

改善する症状	タイプ1 タイプ2 タイプ3 タイプ4
補える機能	腎精 腎陰 腎陽 肝
季節	夏
五味	酸 苦 甘 辛 鹹

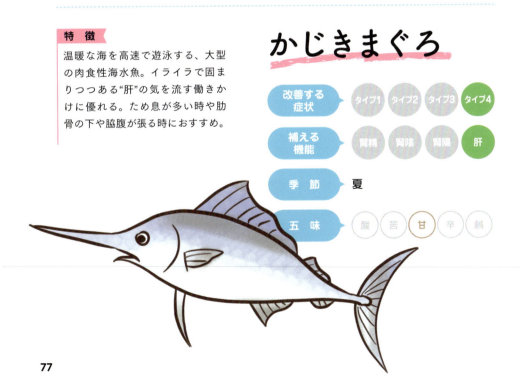

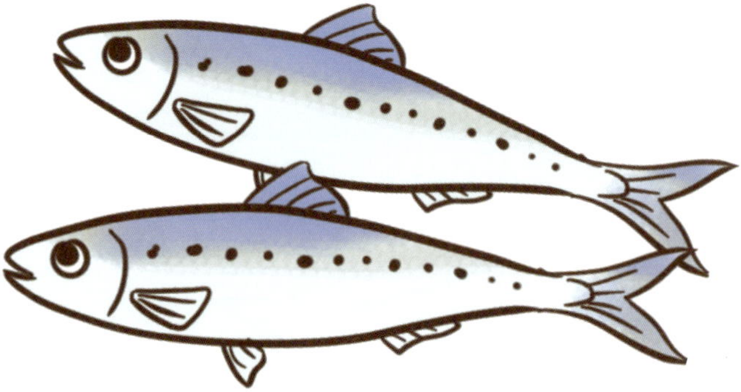

いわし

改善する症状	タイプ1 タイプ2 タイプ3 **タイプ4**
補える機能	腎精 腎陰 腎陽 **肝**
季節	秋〜冬
五味	酸 苦 **甘** 辛 **鹹**

特徴

にしんの仲間の海水魚。血を補って精神的な不安を解消することに優れる。精神不安や眼精疲労時のほか、消化作用の“脾”の機能に働きかけるので、強くて健やかな身体づくりにも。

特徴

下あごが小さく、口が片方しかないように見えることが名前の由来。いわしと比べて、消化作用の“脾”の機能への働きかけに優れる。疲労や関節・筋力の衰えを感じた時におすすめ。

かたくちいわし

改善する症状	タイプ1 タイプ2 タイプ3 **タイプ4**
補える機能	腎精 腎陰 腎陽 **肝**
季節	通年
五味	酸 苦 **甘** 辛 **鹹**

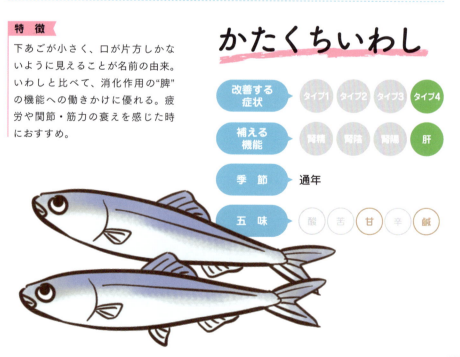

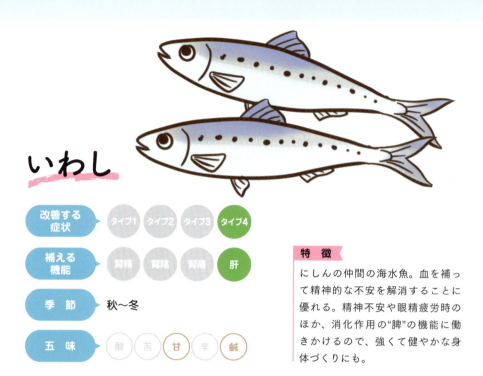

さより

改善する症状	**タイプ1** **タイプ2** **タイプ3** **タイプ4**
補える機能	**腎精** **腎陰** 腎陽 肝
季　節	冬〜春
五　味	酸 苦 **甘** 辛 鹹

特　徴

細長い体型と突き出た下あごが特徴。身体の中の潤いである津液を補うことに優れる。身体に必要なものを留める“脾”の機能のコンディションにも働きかけるので、寝汗がひどい時にもおすすめ。

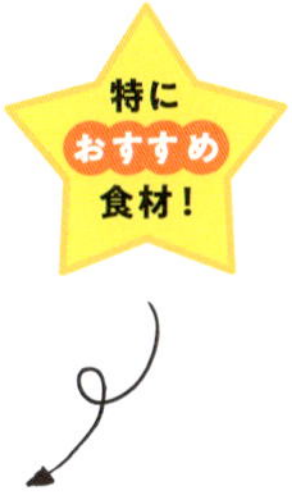

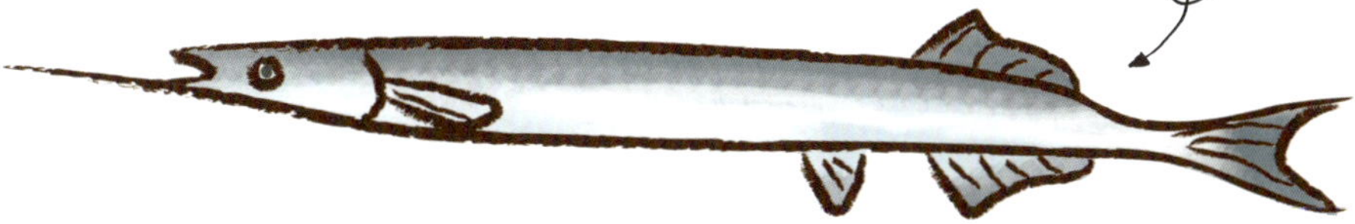

ししゃも

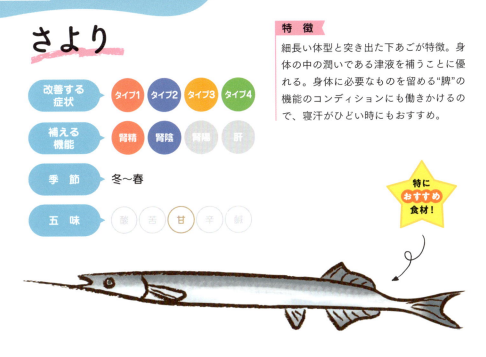

特　徴

川で産卵及び孵化して、海で成長した後に再び川に戻る魚。身体を構成する赤い色のついた液体（血）と透明の液体（津液）の滞りを解消する働きにも優れる。めまいや耳鳴りが顕著な時にもおすすめ。

改善する症状	**タイプ1** **タイプ2** **タイプ3** **タイプ4**
補える機能	**腎精** 腎陰 腎陽 **肝**
季　節	秋
五　味	酸 苦 **甘** 辛 鹹

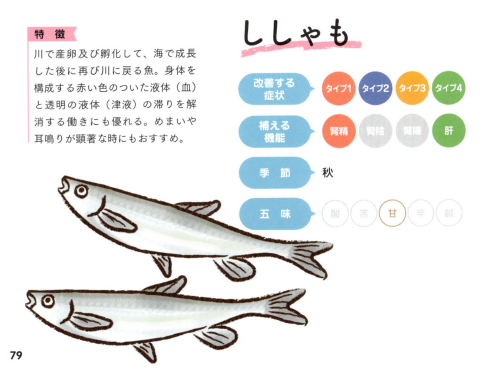

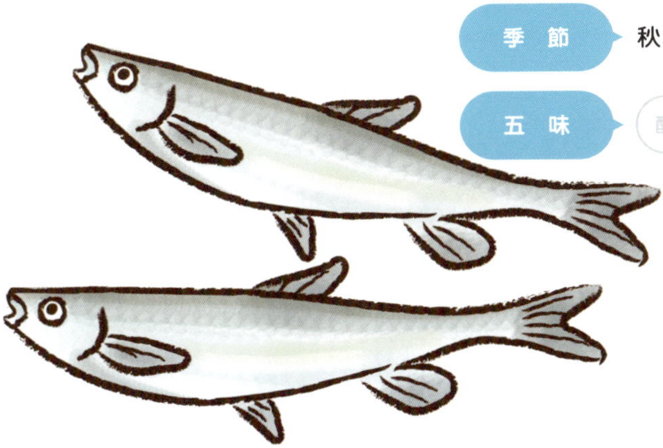

うなぎ

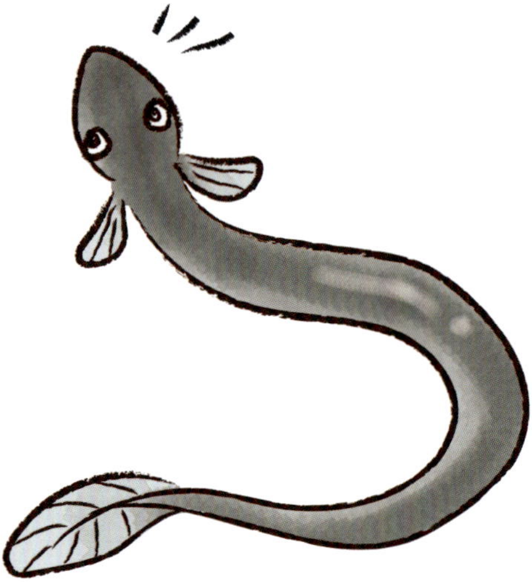

改善する症状	タイプ1 タイプ2 タイプ3 タイプ4
補える機能	腎精 腎陰 腎陽 肝
季　節	夏、冬
五　味	酸 苦 甘 辛 鹹

特　徴

細長い体型の海水魚。穴子と比べると、身の脂質が豊富なことが特徴的で、“肝”の機能を補う働きにも優れている。虚弱を補うことにも優れているので、体力低下、めまい、耳なりの時にもおすすめ。

穴子

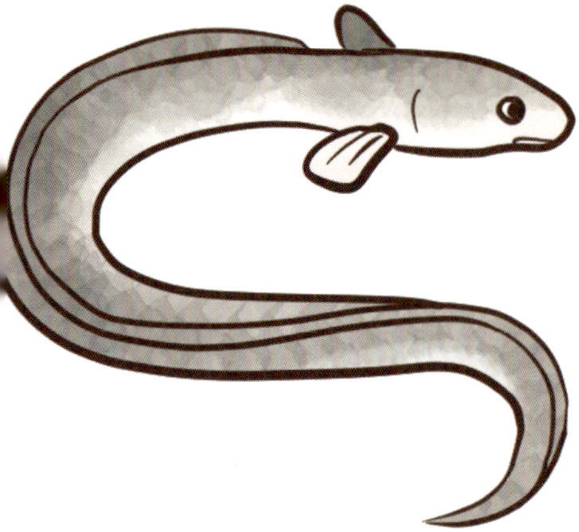

改善する症状	タイプ1 タイプ2 タイプ3 タイプ4
補える機能	腎精 腎陰 腎陽 肝
季　節	夏、冬
五　味	酸 苦 甘 辛 鹹

特　徴

細長い体型の海水魚。うなぎと比べると、さっぱりとした身の質感が特徴的で、“肝”の機能の高ぶりを抑える働きに優れている。“肝”のコンディションは目にあらわれるので、目がかすむ時におすすめ。

うに

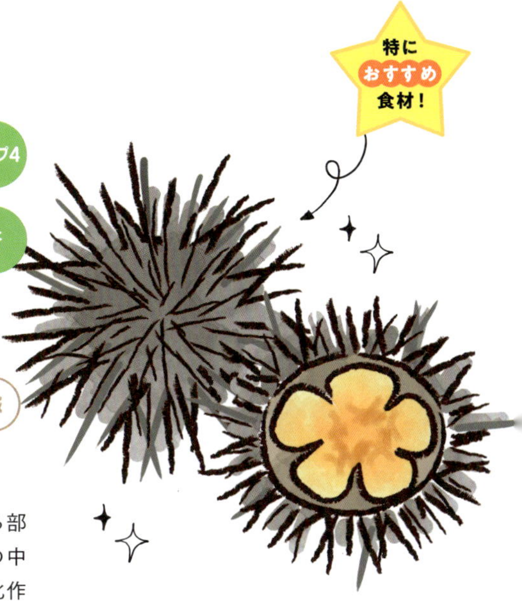

改善する症状	タイプ1 タイプ2 タイプ3 タイプ4
補える機能	腎精 腎陰 腎陽 肝
季 節	通年
五 味	酸 苦 甘 辛 鹹

特 徴

トゲと硬い殻に包まれた卵巣・精巣が食べる部分。“卵”は人間の“腎”に働きかける。身体の中の潤いである津液を補うことに優れる。消化作用の“脾”の機能にも働きかけるので、食欲不振の時にもおすすめ。

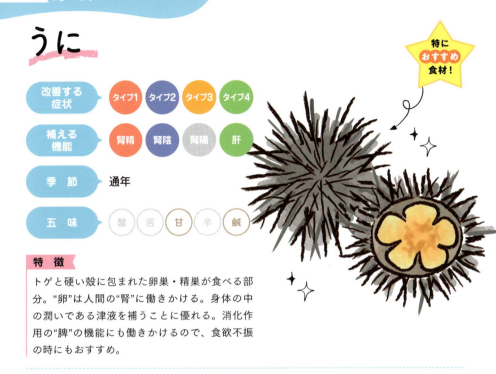

いくら・すじこ

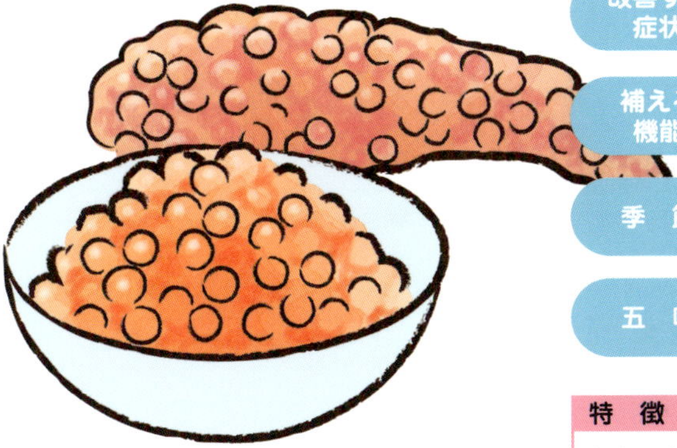

改善する症状	タイプ1 タイプ2 タイプ3 タイプ4
補える機能	腎精 腎陰 腎陽 肝
季 節	秋
五 味	酸 苦 甘 辛 鹹

特 徴

ともに鮭の卵のこと。いくらは産卵間近の成熟した卵を卵巣から外したもの、すじこは卵が未成熟なうちに採卵したもの。“卵”は人間の”腎”に働きかける。疲労、精力不足の時におすすめ。

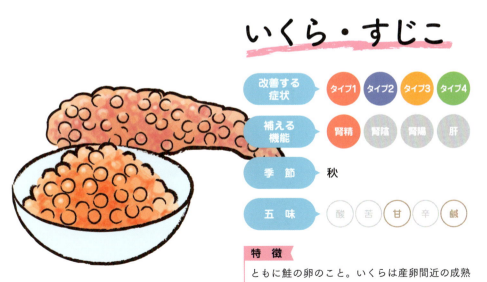

あわび

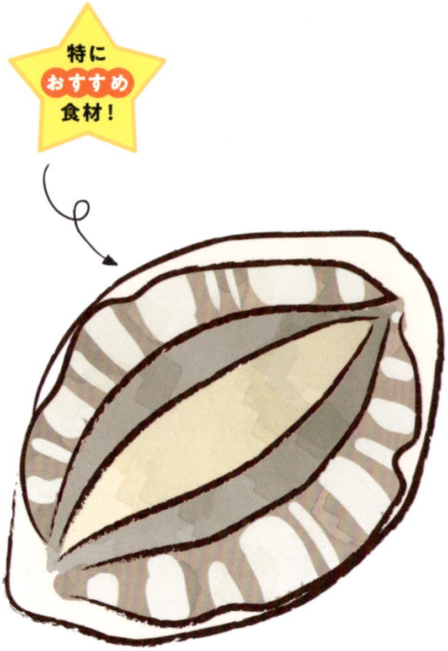

改善する症状	タイプ1　タイプ2　タイプ3　タイプ4
補える機能	腎精　腎陰　腎陽　肝
季節	夏
五味	酸　苦　甘　辛　**鹹**

特徴

殻が平たいミミガイ科の巻き貝の仲間。血を補うアプローチとともに、血液のプールである“肝”を柔軟にすることにも優れる。絡脈の通りも良くするので、疲れ目や目のかすみの時にもおすすめ。

帆立

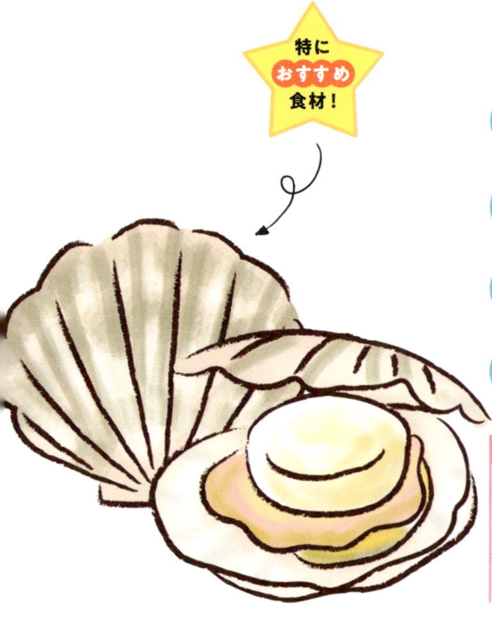

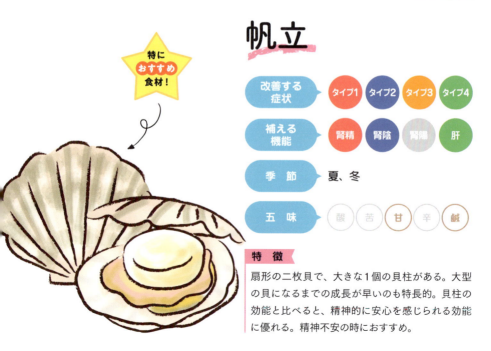

改善する症状	タイプ1　タイプ2　タイプ3　タイプ4
補える機能	腎精　腎陰　腎陽　肝
季節	夏、冬
五味	酸　苦　**甘**　辛　**鹹**

特徴

扇形の二枚貝で、大きな1個の貝柱がある。大型の貝になるまでの成長が早いのも特長的。貝柱の効能と比べると、精神的に安心を感じられる効能に優れる。精神不安の時におすすめ。

あさり

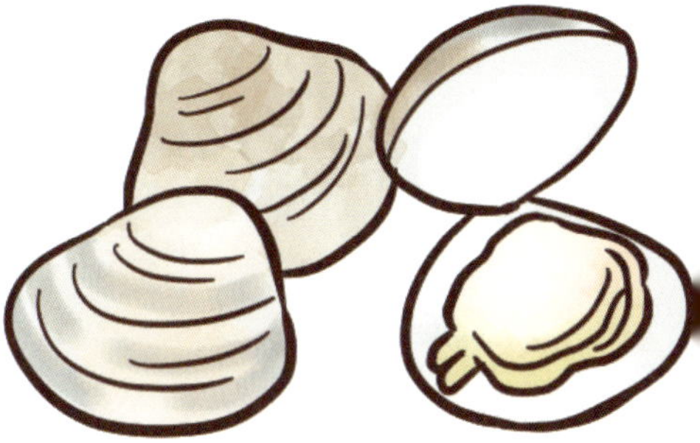

改善する症状	タイプ1 タイプ2 タイプ3 **タイプ4**
補える機能	腎精 腎陰 腎陽 **肝**
季 節	春、秋
五 味	酸 苦 **甘** 辛 **鹹**

特 徴

塩分濃度が低めの内湾などに生息する二枚貝。身体を構成する赤い色のついた液体（血）を補う効能で、“肝”の機能を助ける。貝殻成分は熱を冷ますので、身体が熱い時におすすめ。

しじみ

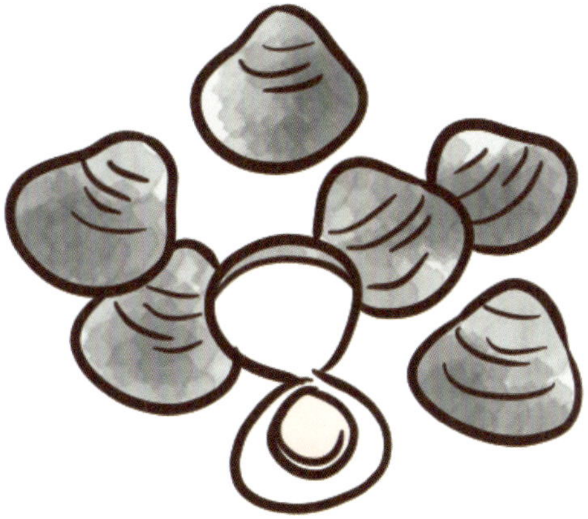

改善する症状	タイプ1 タイプ2 タイプ3 **タイプ4**
補える機能	腎精 腎陰 腎陽 **肝**
季 節	夏、冬
五 味	酸 苦 **甘** 辛 **鹹**

特 徴

淡水域や汽水域に生息する小型の二枚貝。あさりと比べて、胃を活動させる働きかけや、水分の滞りを流す働きかけに優れている。眼精疲労が顕著な時におすすめ。

牡蠣

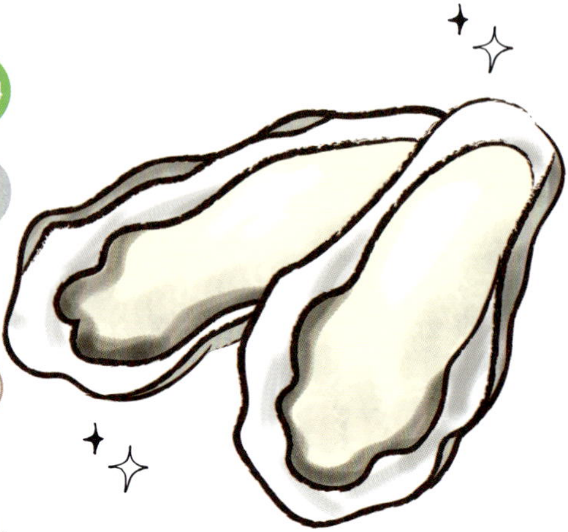

改善する症状: タイプ1 タイプ2 タイプ3 タイプ4

補える機能: 腎精 腎陰 腎陽 肝

季節: 夏、冬

五味: 酸 苦 甘 辛 鹹

特徴

岩などに着生する貝殻の形が不定形な二枚貝。血を補うアプローチとともに、精神的な安心を感じられるようにすることにも優れる。不眠や精神不安の時にもおすすめ。

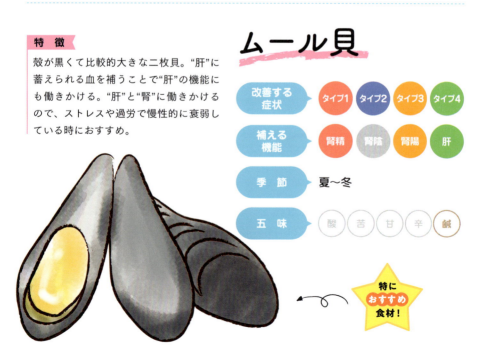

ムール貝

改善する症状: タイプ1 タイプ2 タイプ3 タイプ4

補える機能: 腎精 腎陰 腎陽 肝

季節: 夏〜冬

五味: 酸 苦 甘 辛 鹹

特徴

殻が黒くて比較的大きな二枚貝。“肝”に蓄えられる血を補うことで“肝”の機能にも働きかける。“肝”と“腎”に働きかけるので、ストレスや過労で慢性的に衰弱している時におすすめ。

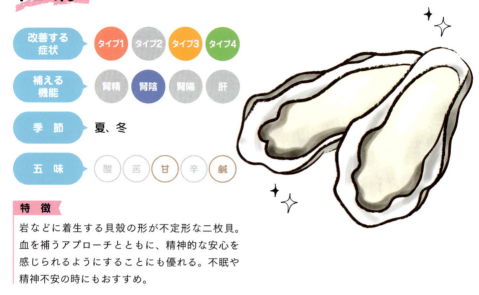

特に
おすすめ
食材！

貝柱（干）

特におすすめ食材！

- **改善する症状**：タイプ1　タイプ2　タイプ3　タイプ4
- **補える機能**：腎精　腎陰　腎陽　肝
- **季節**：通年
- **五味**：酸　苦　甘　辛　鹹

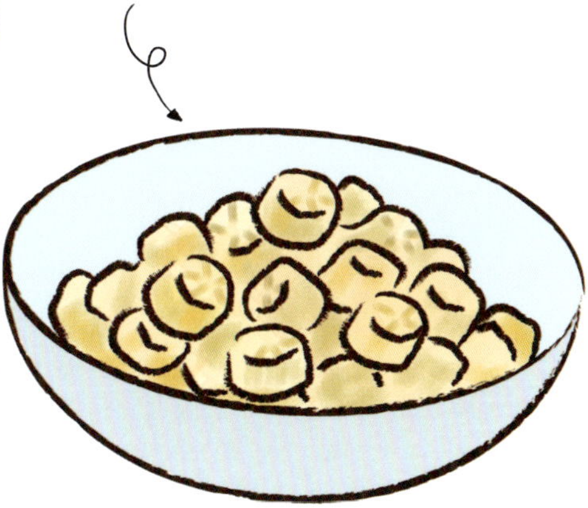

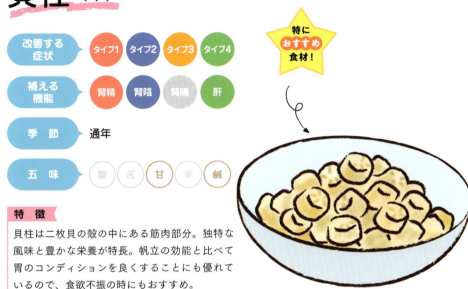

特　徴

貝柱は二枚貝の殻の中にある筋肉部分。独特な風味と豊かな栄養が特長。帆立の効能と比べて胃のコンディションを良くすることにも優れているので、食欲不振の時にもおすすめ。

赤貝

特　徴

二枚貝を開いた見た目が赤いことが名前の由来。鉄分を含んでいることが特長的。血を補うとともに、温性なので身体を温める働きかけも期待できる。

- **改善する症状**：タイプ1　タイプ2　タイプ3　タイプ4
- **補える機能**：腎精　腎陰　腎陽　肝
- **季節**：冬〜春
- **五味**：酸　苦　甘　辛　鹹

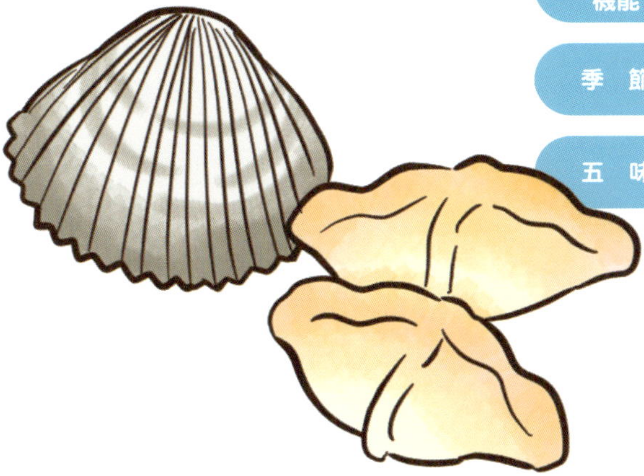

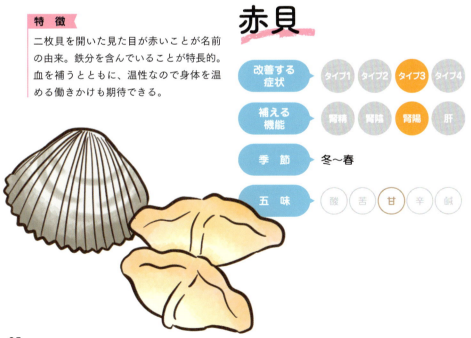

さざえ

改善する症状	タイプ1　タイプ2　タイプ3　タイプ4
補える機能	腎精　腎陰　腎陽　肝
季節	春〜夏
五味	酸　苦　甘　辛　鹹

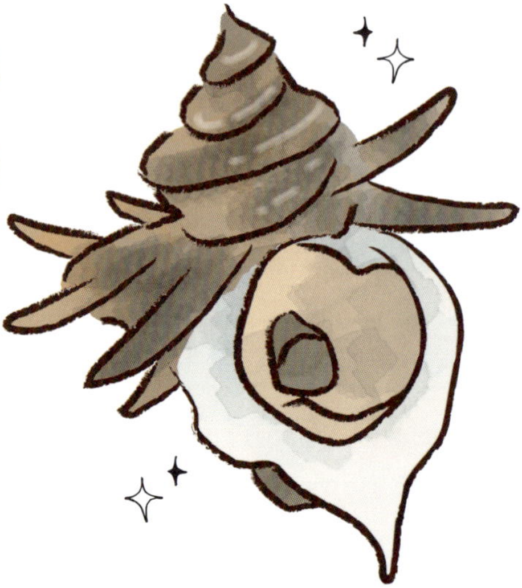

特徴

岩礁や石のある外海に面した荒磯にすむ巻き貝。独特のほろ苦い旨味と磯の香りが特徴。身体のエネルギーである気を補う働きかけにも優れる。疲れや眼精疲労を感じる時におすすめ。

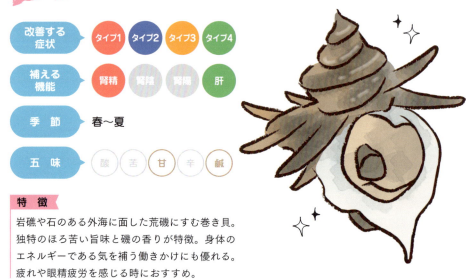

まて貝

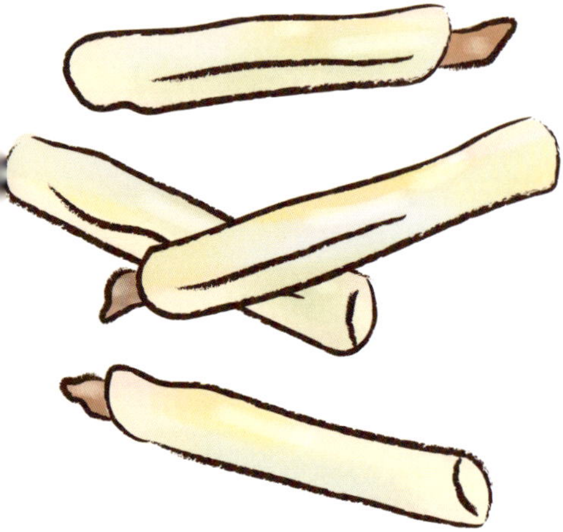

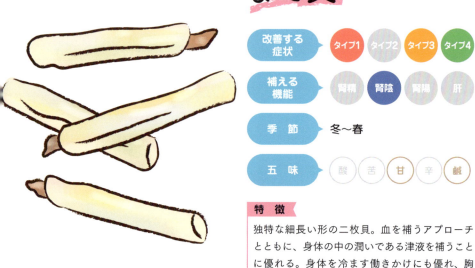

改善する症状	タイプ1　タイプ2　タイプ3　タイプ4
補える機能	腎精　腎陰　腎陽　肝
季節	冬〜春
五味	酸　苦　甘　辛　鹹

特徴

独特な細長い形の二枚貝。血を補うアプローチとともに、身体の中の潤いである津液を補うことに優れる。身体を冷ます働きかけにも優れ、胸中が熱っぽく感じる顕著な不安時にもおすすめ。

あんこう

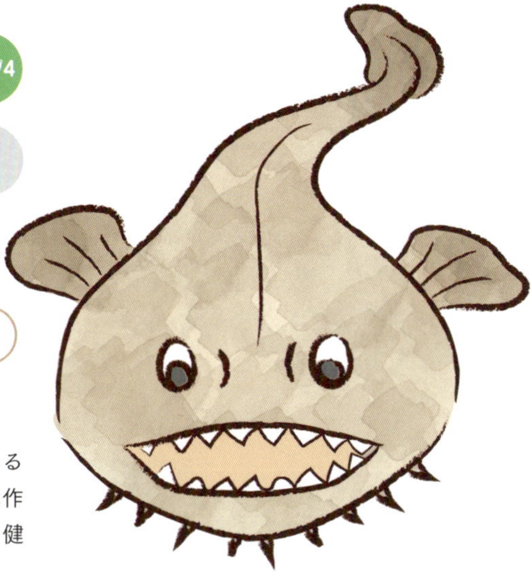

改善する症状　タイプ1　タイプ2　タイプ3　タイプ4

補える機能　腎精　腎陰　腎陽　肝

季節　冬

五味　酸　苦　甘　辛　鹹

特徴

うろこのない身体で、海底にへばりついている魚。気と血を補う働きにも優れている。消化作用の“脾”の機能にも働きかけるので、強くて健やかな身体づくりにも役立つ。

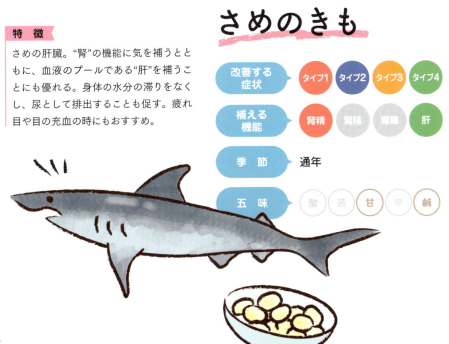

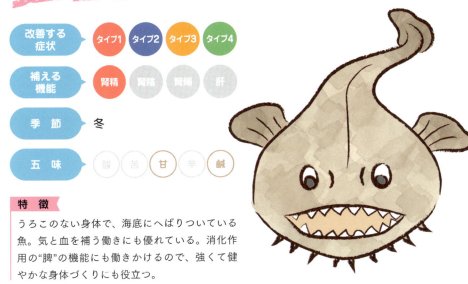

さめのきも

特徴

さめの肝臓。“腎”の機能に気を補うとともに、血液のプールである“肝”を補うことにも優れる。身体の水分の滞りをなくし、尿として排出することも促す。疲れ目や目の充血の時にもおすすめ。

改善する症状　タイプ1　タイプ2　タイプ3　タイプ4

補える機能　腎精　腎陰　腎陽　肝

季節　通年

五味　酸　苦　甘　辛　鹹

すっぽん

改善する症状	タイプ1 タイプ2 タイプ3 タイプ4
補える機能	腎精 腎陰 腎陽 肝
季　節	秋〜冬
五　味	酸 苦 甘 辛 鹹

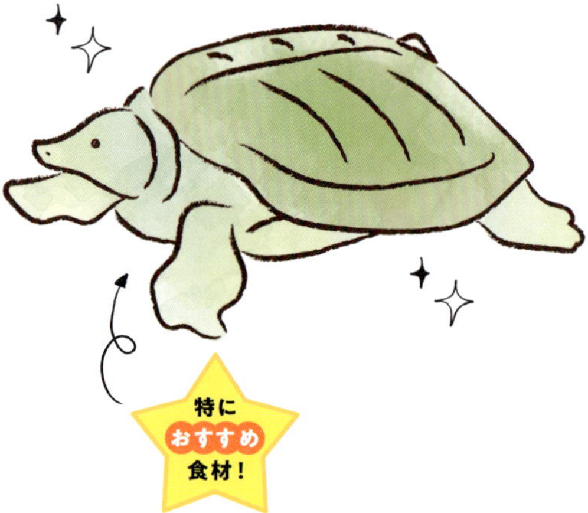

特　徴

河川や池に生息するカメの一種。甲羅が柔らかい。身体のエネルギーの“気”と身体の中の潤いである津液を補うことにも優れる。“肝”の高ぶりも鎮めるので、不眠が顕著な時にもおすすめ。

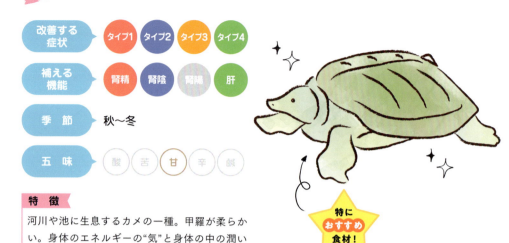

なまこ

特　徴

うに・ひとでの仲間。身体を構成する赤い色のついた液体（血）を補う効能で“心”の機能も助けることが特長的。“腎”と“心”に働きかけてコンディションを良くするので、不眠の時にもおすすめ。

改善する症状	タイプ1 タイプ2 タイプ3 タイプ4
補える機能	腎精 腎陰 腎陽 肝
季　節	冬
五　味	酸 苦 甘 辛 鹹

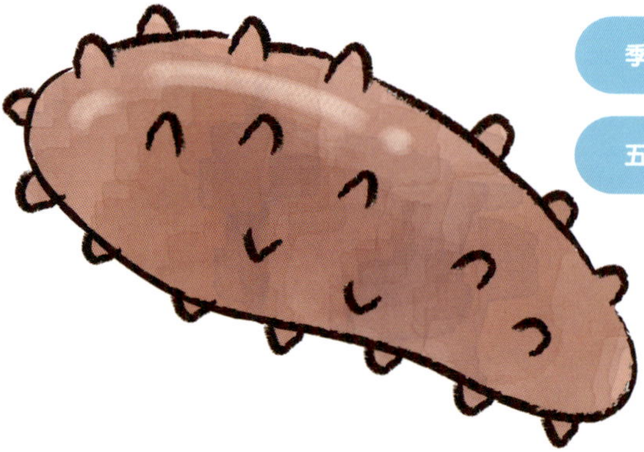

食材リスト

Meat・Eggs

肉・卵

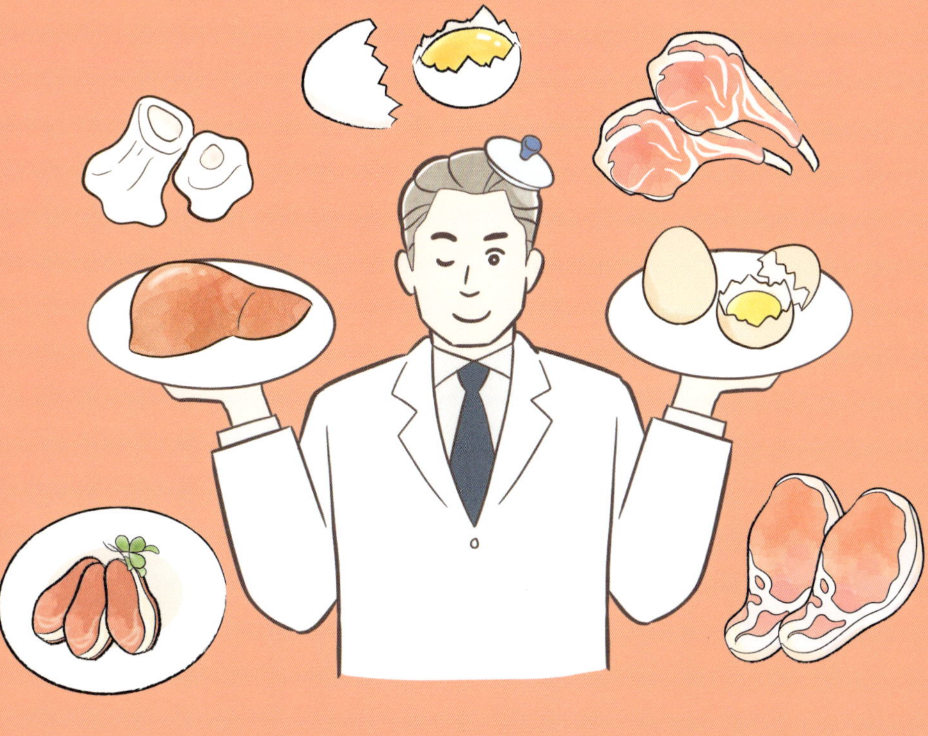

豚肉

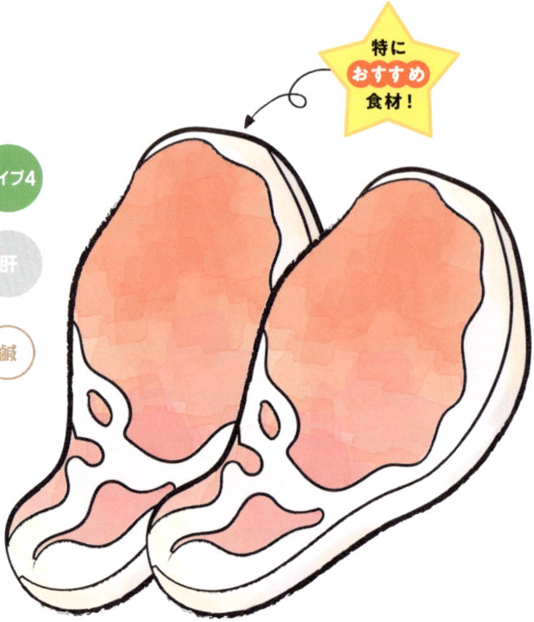

改善する症状	**タイプ1** **タイプ2** **タイプ3** **タイプ4**
補える機能	**腎精** **腎陰** 腎陽 肝
五 味	酸 苦 **甘** 辛 **鹹**

特 徴

中国では肉と言えば“猪肉”と書いて豚肉を意味する。気・血を補うアプローチとともに、身体の中の潤いである津液を補い乾燥を防ぐことに優れる。疲労感、倦怠感が顕著な時におすすめ。

羊肉

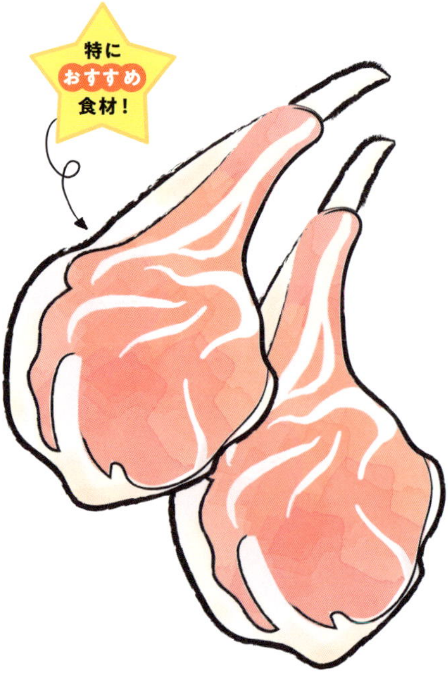

改善する症状	**タイプ1** **タイプ2** **タイプ3** **タイプ4**
補える機能	**腎精** 腎陰 **腎陽** 肝
五 味	酸 苦 **甘** 辛 鹹

特 徴

ラム（永久門歯が1本も生えていない仔羊）とマトン（永久門歯が２本以上生えた羊）の両方。熱性が強いので、気血と合わせて熱を身体に届けることに優れている。

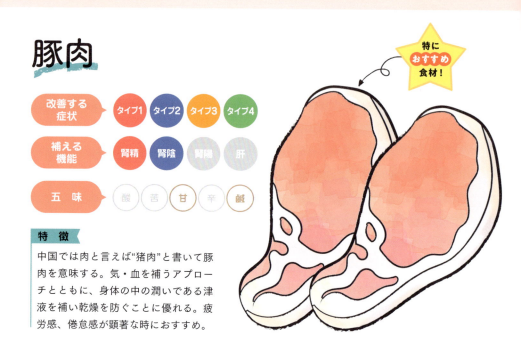

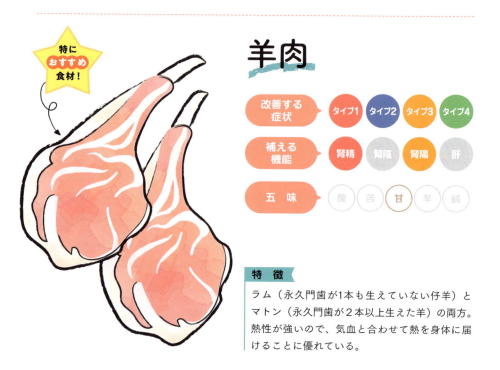

鴨肉

改善する症状：タイプ1　タイプ2　タイプ3　タイプ4

補える機能：腎精　腎陰　腎陽　肝

五　味：酸　苦　甘　辛　鹹

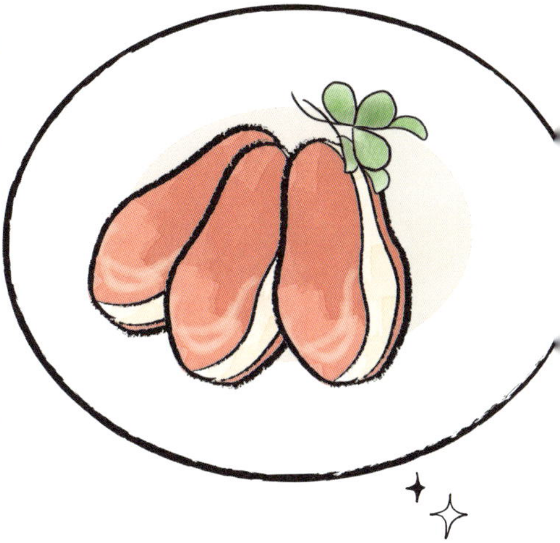

特　徴

ここでの鴨はマガモ。消化作用の“脾”の機能を健やかにして、身体の中の潤いである津液を補って巡らせることに優れる。ストレスや過労で慢性的に衰弱している状態にもおすすめ。

牛の舌

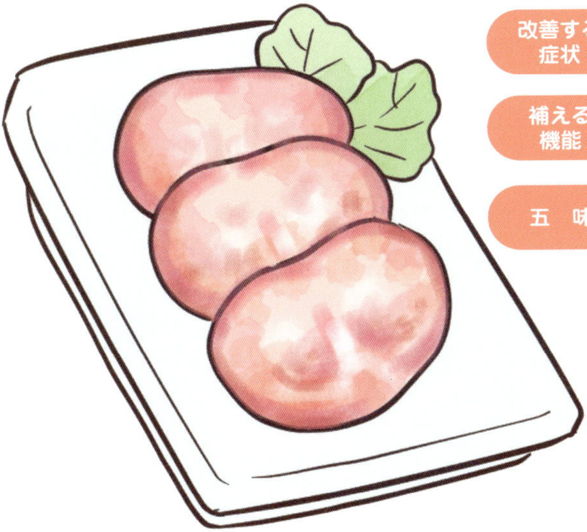

改善する症状：タイプ1　タイプ2　タイプ3　タイプ4

補える機能：腎精　腎陰　腎陽　肝

五　味：酸　苦　甘　辛　鹹

特　徴

長さ50cmほどの肉で、舌の先端ほど硬くて付け根側は柔らかい。身体の中の潤いを巡らせて炎症熱を鎮める働きが期待できる。“肝”の熱を冷ますので、目の疲れが顕著な時におすすめ。

牛のレバー

改善する症状	タイプ1	タイプ2	タイプ3	**タイプ4**
補える機能	腎精	腎陰	腎陽	**肝**
五　味	酸	苦	**甘**	辛	鹹

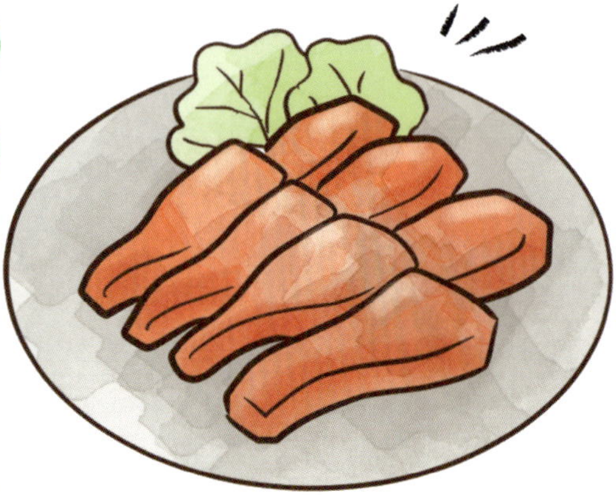

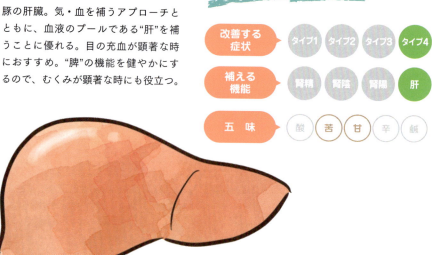

特　徴

牛の肝臓。弾力性はあるが柔らかい食感。血を補うアプローチとともに、血液のプールである“肝”を補うことに優れる。疲れ目や目のかすみの時におすすめ。

豚のレバー

特　徴

豚の肝臓。気・血を補うアプローチとともに、血液のプールである“肝”を補うことに優れる。目の充血が顕著な時におすすめ。“脾”の機能を健やかにするので、むくみが顕著な時にも役立つ。

改善する症状	タイプ1	タイプ2	タイプ3	**タイプ4**	
補える機能	腎精	腎陰	腎陽	**肝**	
五　味	酸	**苦**	**甘**	辛	鹹

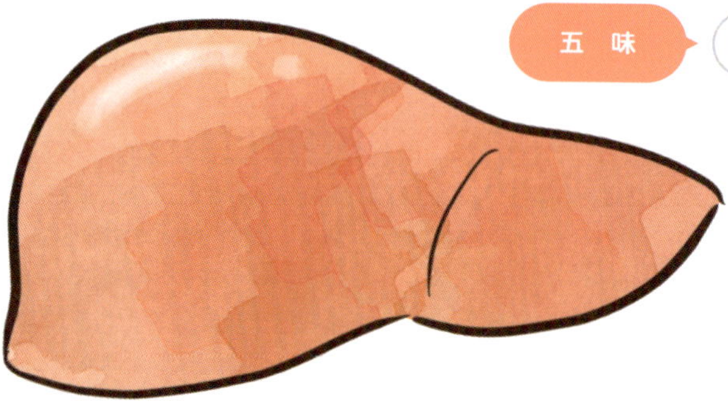

鶏のレバー

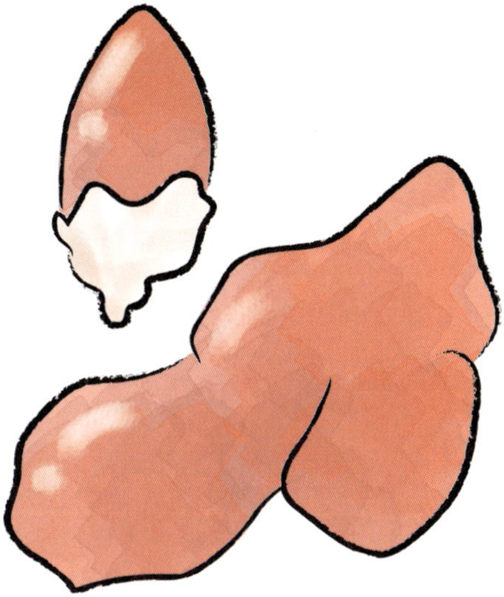

改善する症状	タイプ1	タイプ2	タイプ3	タイプ4	
補える機能	腎精	腎陰	腎陽	肝	
五味	酸	苦	甘	辛	鹹

特徴

鶏の肝臓。繊維が細かいので食感は柔らかい。血を補うアプローチとともに、血液のプールである“肝”を補うことにも優れる。“腎”へのアプローチもあるので、視力低下が顕著な時におすすめ。

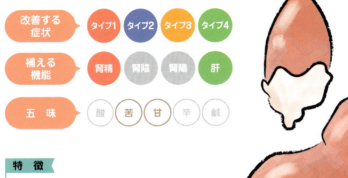

豚の髄（骨）

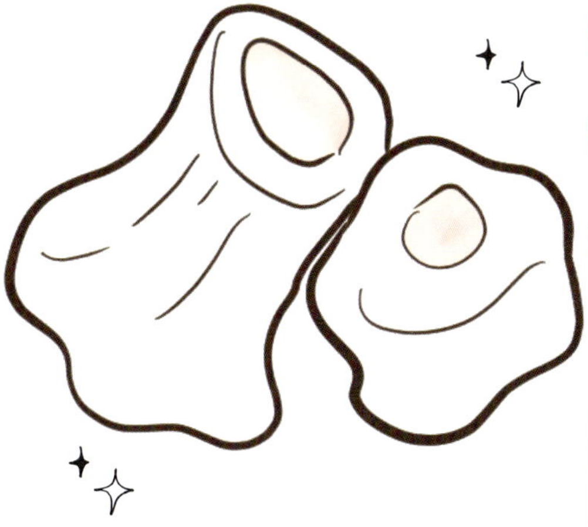

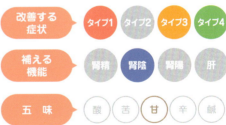

改善する症状	タイプ1	タイプ2	タイプ3	タイプ4	
補える機能	腎精	腎陰	腎陽	肝	
五味	酸	苦	甘	辛	鹹

特徴

豚の骨付き肉を調理することで豚の髄を摂取することができる。身体の中の潤いである津液を補う働きかけで炎症熱を鎮める働きが期待できる。熱を冷ますので片頭痛の時におすすめ。

鶏卵

改善する症状：**タイプ1**　タイプ2　**タイプ3**　**タイプ4**

補える機能：腎精　**腎陰**　腎陽　肝

五　味：酸　苦　**甘**　辛　鹹

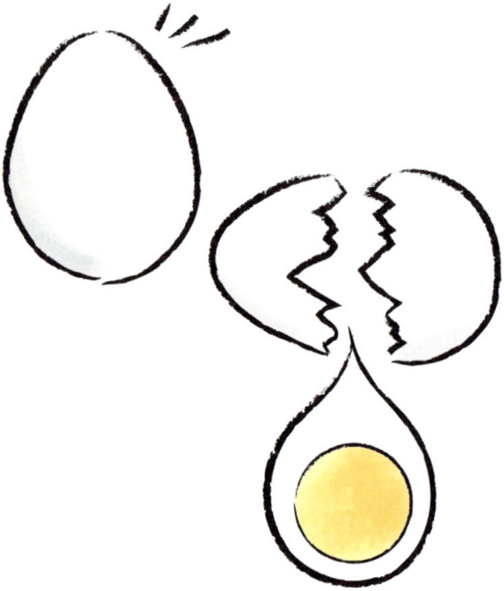

特　徴

きじの仲間であるにわとりの卵。身体を構成する赤い色のついた液体（血）を補う効能で“心”の機能を助けることが特長的。精神的な安定にも働きかけるので、不眠や夢を多く見る時にもおすすめ。

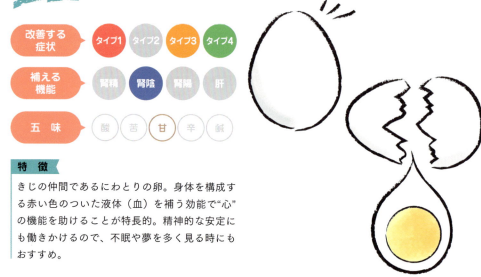

卵黄

特　徴

にわとりの卵の黄身。消化作用の“脾”や胃の機能にも働きかけることが特長的。“腎”の機能の高ぶりから“心”の機能があおられることを防ぐ効能もあるので、胸中が熱っぽい顕著な不安の時におすすめ。

改善する症状：**タイプ1**　タイプ2　**タイプ3**　**タイプ4**

補える機能：腎精　**腎陰**　腎陽　肝

五　味：酸　苦　**甘**　辛　鹹

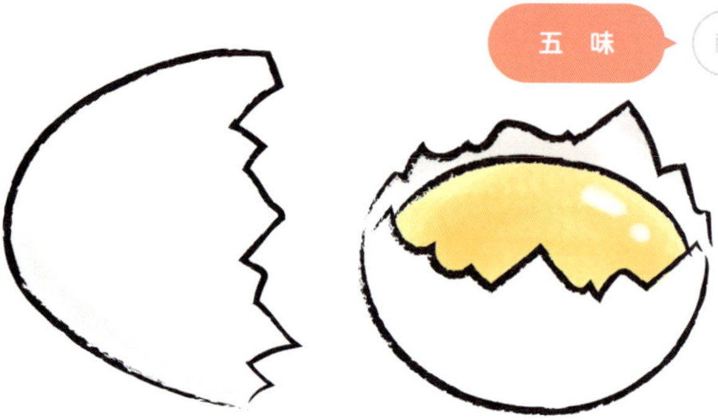

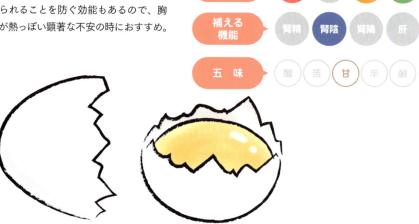

うずらの卵

改善する症状	**タイプ1**	**タイプ2**	**タイプ3**	**タイプ4**
補える機能	**腎精**	腎陰	腎陽	**肝**
五味	酸	苦	**甘**	辛	鹹

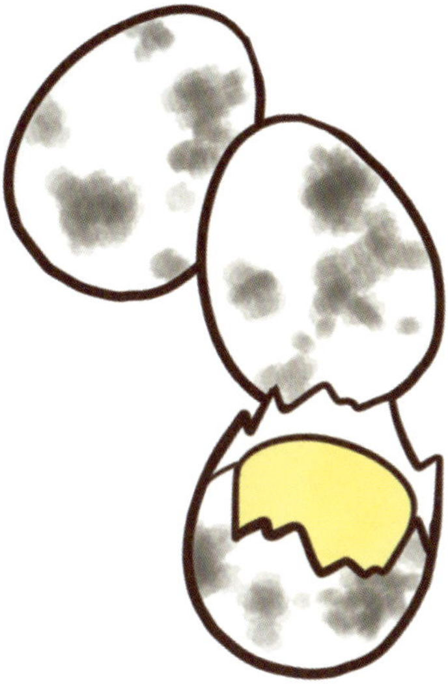

特徴

きじの仲間であるうずらの卵。身体のエネルギーである気を補う働きかけにも優れる。消化作用の脾の機能とともに五臓すべてを補う働きかけで、強くて健やかな身体づくりにも役立つ。

烏《う》骨《こっ》鶏《けい》の卵

特徴

全身を柔らかい羽毛で覆われた烏骨鶏の卵。皮膚・肉・骨の暗紫色が「烏骨」の名前の由来。気・血を補うアプローチとともに、“肝”“脾”の機能を入り口として五臓すべてを安心させる働きに優れる。

改善する症状	タイプ1	タイプ2	タイプ3	**タイプ4**
補える機能	腎精	腎陰	腎陽	**肝**
五味	酸	苦	**甘**	辛	鹹

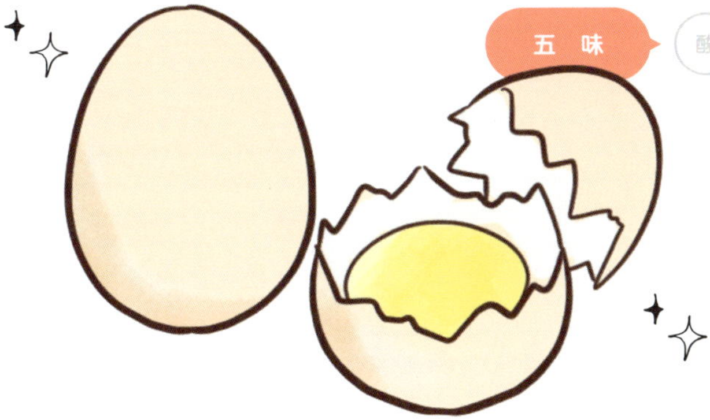

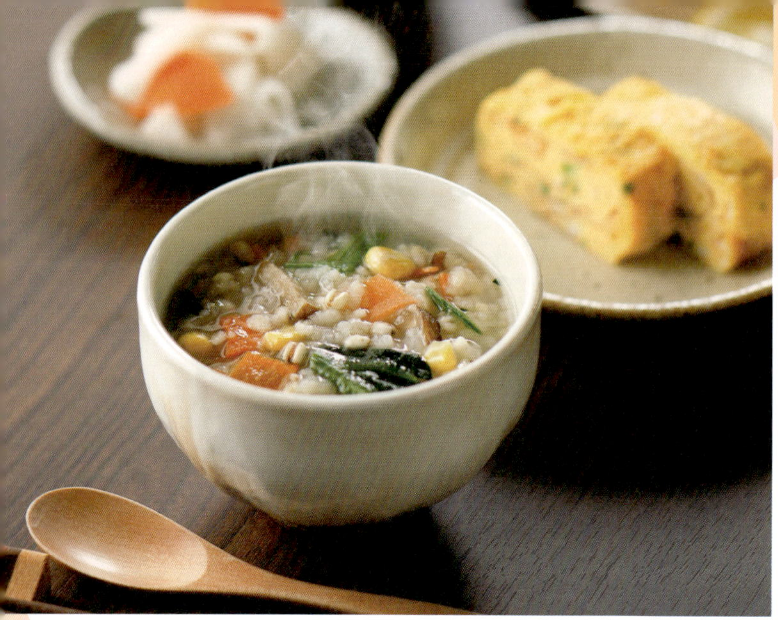

column

簡単&時短!

おすすめしたい、朝の「薬膳スープ粥」習慣

　薬膳の効能は知っていても、毎回の食事で摂り入れるのは大変ですよね。私が薬膳の勉強を始めた頃のこと、「黒い食材は身体にいい」ということを知り、食事に摂り入れようと決めたんです。実はその頃、体重も気になっていたこともありました。一日3食のうち、昼はあまり時間がないし、晩は仕事がらみの外食も多い。自分が食材をコントロールできるのは朝しかありませんでした。そこで、朝ごはんに黒い食材を摂ると決めて、摂った日はカレンダーに黒丸印を付けていました。それが習慣化し、黒丸印を付ける必要もなくなった頃、身体がすごく軽く感じるようになったんです。「薬膳」がすごいと思ったのはこの時からです。

　そんな私の経験からぜひおすすめしたいのが、朝のスープ粥習慣です。これは、身体に毎朝、温かいスープ粥を入れることで、「朝だよ」というサインを送ってあげることになり、身体のリズムも整うんです。身体にいいことをしてあげると、身体も必ずそれに応えてくれます。私は、2年間で約4キロのダイエットに成功し、身体の不調もなくなり、朝もすっきり起きられるようになりました。

　そんな、自らの体験を活かして開発したのが、「薬膳スープ粥」。身体に良い、赤、黄、白、黒の色とりどりの自然の食材に加えて、薬膳効果の高い希少食材も使用しました。フリーズドライなのですぐにできて、滋養もたっぷり。もちろん朝だけでなく、時間のないときにもおすすめです!

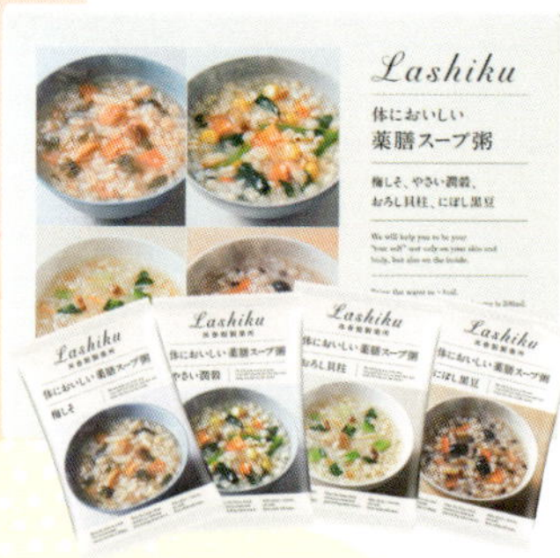

白米・もち米をベースに、漢方の「5色」理念に基づく「うるおい」「パワーチャージ」など4つのテーマに沿って雑穀や国産野菜を調合し、フリーズドライ化。

Lashiku 体においしい薬膳スープ粥4種アソート
(梅しそ、やさい潤穀、おろし貝柱、にぼし黒豆)
再春館製薬所(https://lashiku.saishunkan.co.jp/shop)

食材リスト

Spices・Tea・Others

スパイス・お茶・その他

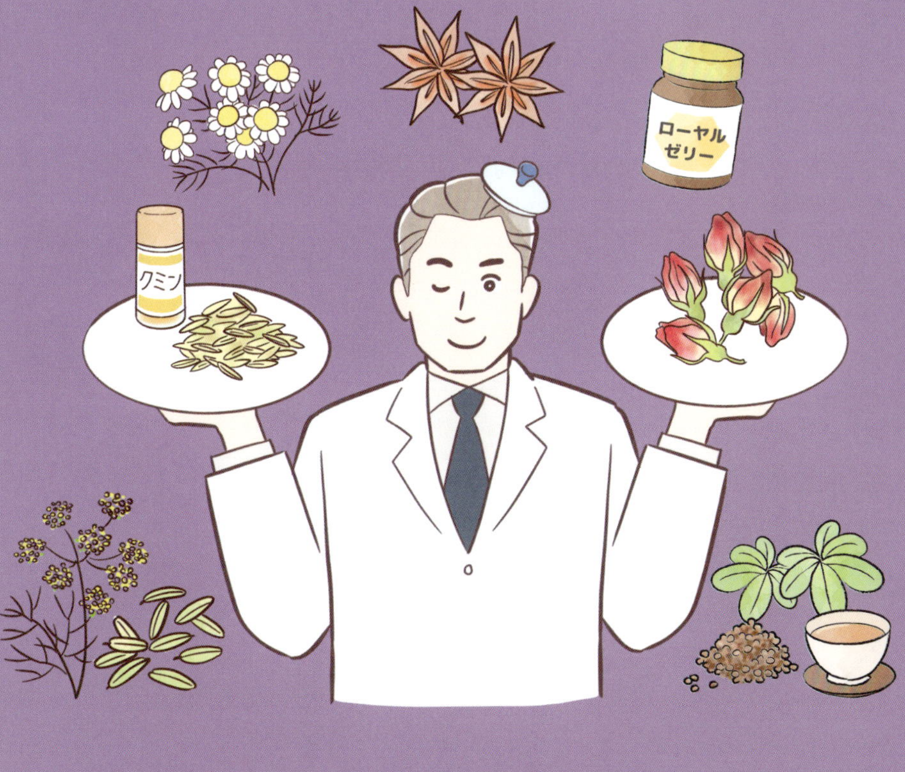

ういきょうの種

改善する症状	タイプ1	タイプ2	**タイプ3**	タイプ4	
補える機能	腎精	腎陰	**腎陽**	肝	
五　味	酸	苦	甘	**辛**	鹹

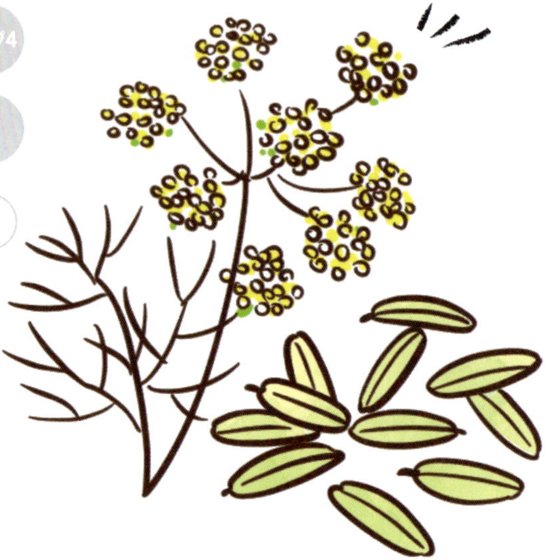

特　徴

セリ科ウイキョウ属の植物の種。身体に陽気を巡らせて、身体の表面のこわばりを取り除く働きにも優れる。陽気で胃のコンディションを整えるので、おなかの冷えを感じる時にもおすすめ。

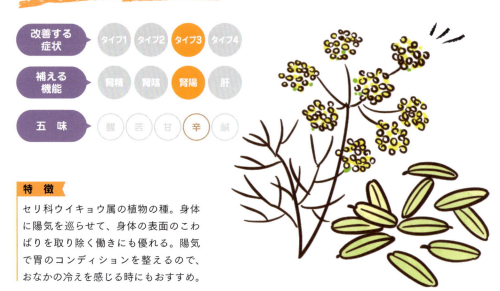

クミン

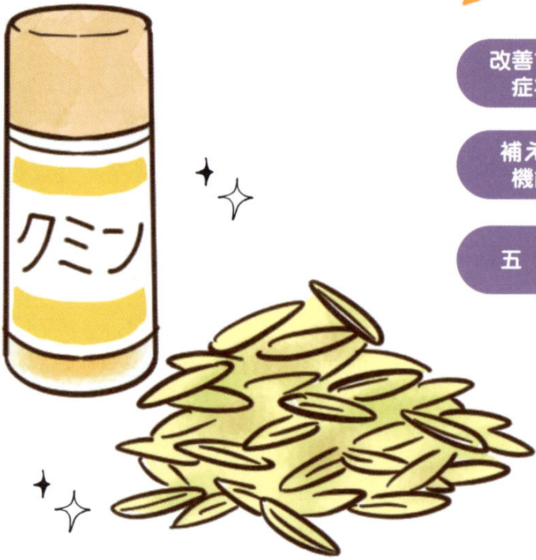

改善する症状	タイプ1	タイプ2	タイプ3	**タイプ4**	
補える機能	腎精	腎陰	腎陽	**肝**	
五　味	酸	苦	甘	**辛**	鹹

特　徴

セリ科クミン属の植物の種。身体に気を巡らせて、身体の表面のこわばりを取り除く働きに優れる。消化作用の“脾”や胃の機能を整える働きに優れるので、食欲不振の時におすすめ。

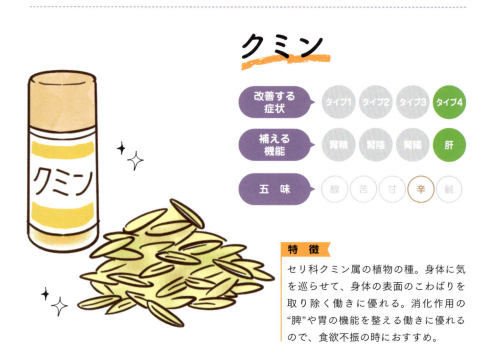

クローブ

改善する症状：タイプ1　タイプ2　**タイプ3**　タイプ4

補える機能：腎精　腎陰　**腎陽**　肝

五　味：酸　苦　甘　**辛**　鹹

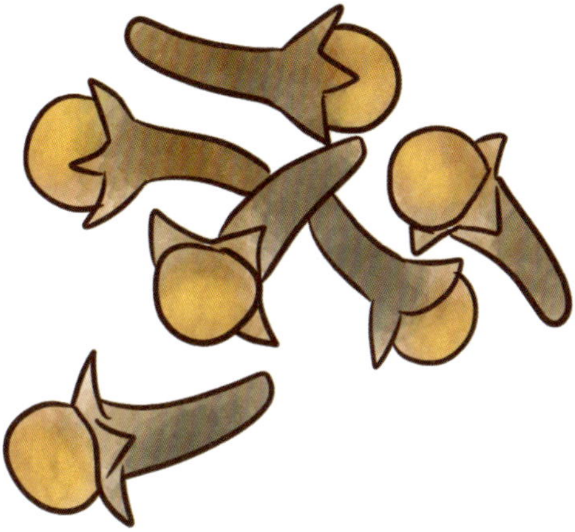

特　徴

フトモモ科の植物の花蕾。“脾”や“腎”、胃の機能に陽気を届けることで、停滞を解消して上から下へスムーズな流れを取り戻す働きにも優れる。胃が冷えてしまっている時にもおすすめ。

サフラン

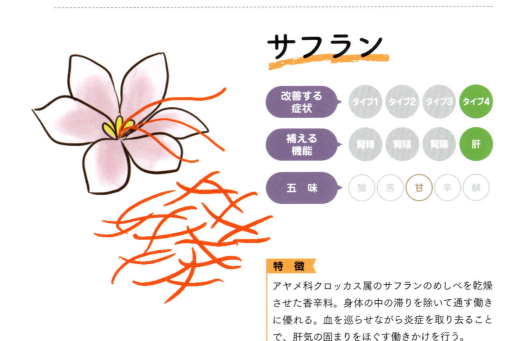

改善する症状：タイプ1　タイプ2　タイプ3　**タイプ4**

補える機能：腎精　腎陰　腎陽　**肝**

五　味：酸　苦　**甘**　辛　鹹

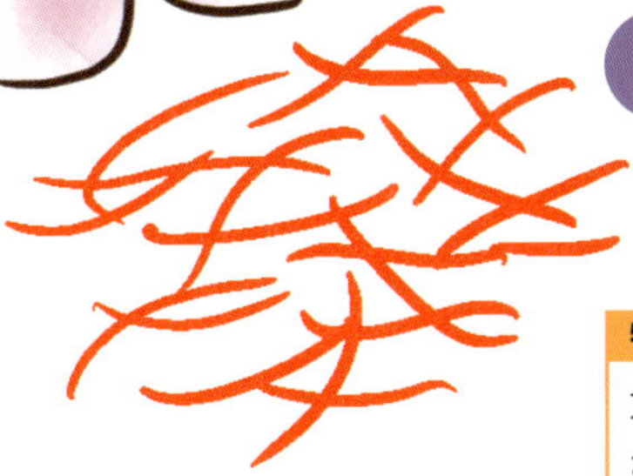

特　徴

アヤメ科クロッカス属のサフランのめしべを乾燥させた香辛料。身体の中の滞りを除いて通す働きに優れる。血を巡らせながら炎症を取り去ることで、肝気の固まりをほぐす働きかけを行う。

ターメリック

改善する症状	タイプ1	タイプ2	タイプ3	**タイプ4**	
補える機能	腎精	腎陰	腎陽	**肝**	
五　味	酸	**苦**	甘	**辛**	鹹

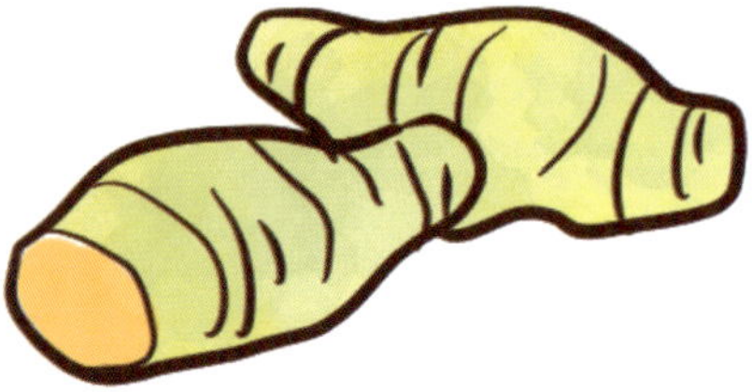

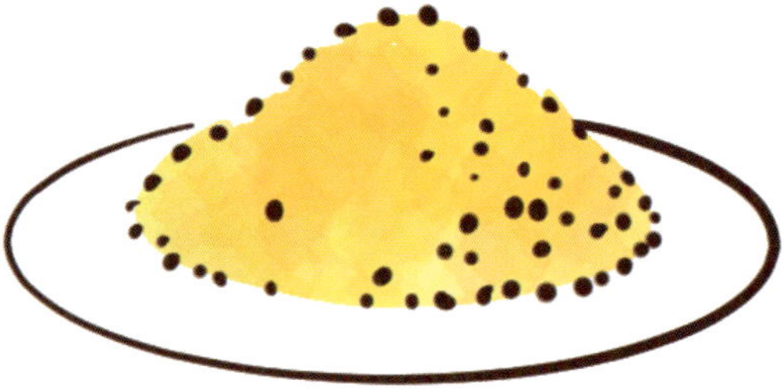

特　徴

ショウガ科ウコン属の根・茎を乾燥させたスパイス。身体に気・血を強く巡らせる働きに優れる。身体の表面のこわばりを取り除くので、関節が痛い時におすすめ。

八角

改善する症状	タイプ1	タイプ2	**タイプ3**	**タイプ4**	
補える機能	腎精	腎陰	**腎陽**	**肝**	
五　味	酸	苦	甘	**辛**	鹹

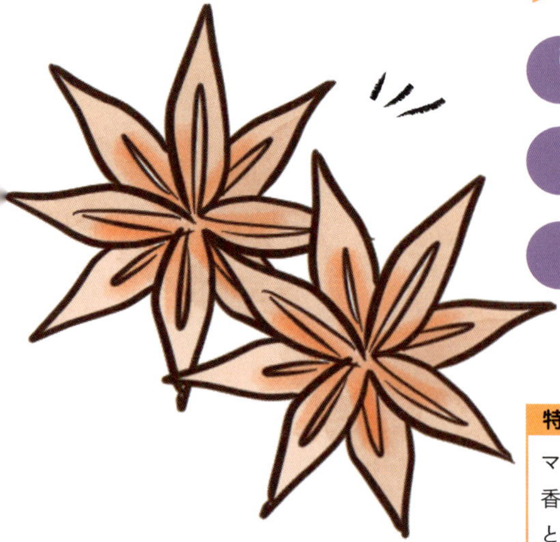

特　徴

マツブサ科のトウシキミという果実を乾燥させた香辛料。ストレスで固まった肝の気を巡らせることにも優れている。おなかを温める働きにも優れるので、胃が冷えてしまっている時にもおすすめ。

シナモン

改善する症状	タイプ1	タイプ2	**タイプ3**	タイプ4	
補える機能	腎精	腎陰	**腎陽**	肝	
五　味	酸	苦	**甘**	**辛**	鹹

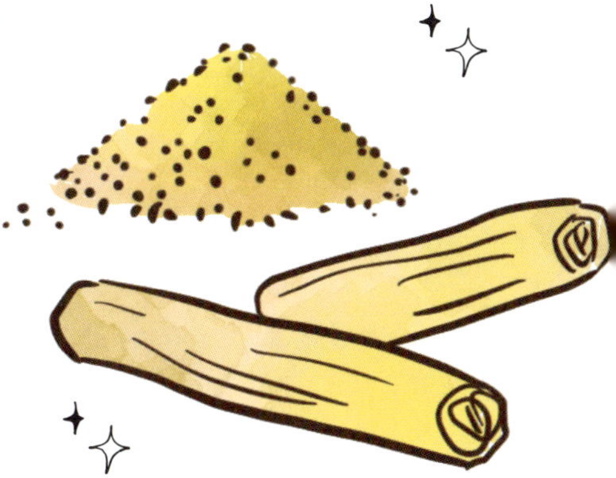

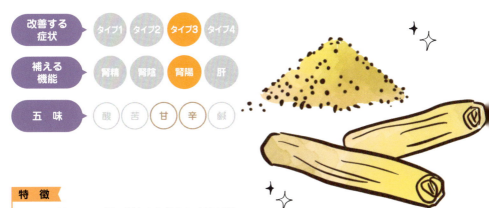

特　徴

クスノキ科ニッケイ属の樹木から得られる香辛料。身体に陽気を巡らせる働きに優れる。陽気は身体の表面のこわばりに働きかけて取り除くので、寒さで痺れを感じる時にもおすすめ。

カモミール

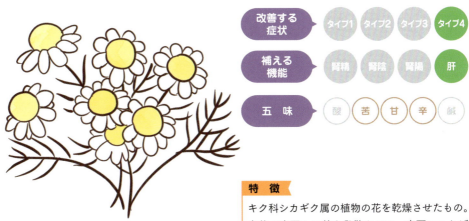

改善する症状	タイプ1	タイプ2	タイプ3	**タイプ4**	
補える機能	腎精	腎陰	腎陽	**肝**	
五　味	酸	**苦**	**甘**	**辛**	鹹

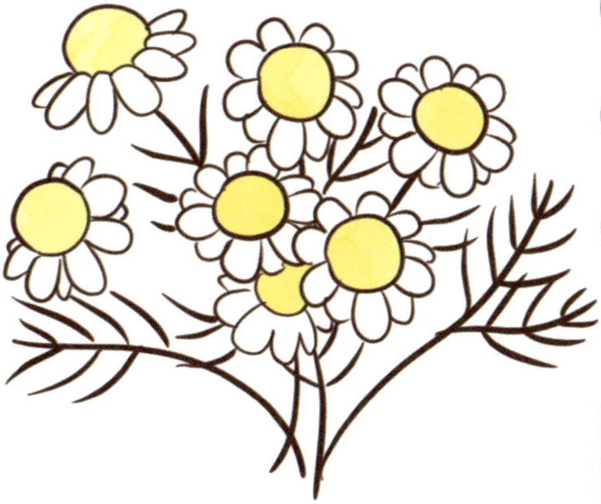

特　徴

キク科シカギク属の植物の花を乾燥させたもの。身体の表面から熱を発散させて、表面のこわばりを取り除くことに優れている。風邪の初期症状で発熱している時におすすめ。

きんもくせい

改善する症状	タイプ1	タイプ2	タイプ3	**タイプ4**	
補える機能	腎精	腎陰	腎陽	**肝**	
五　味	酸	苦	甘	**辛**	鹹

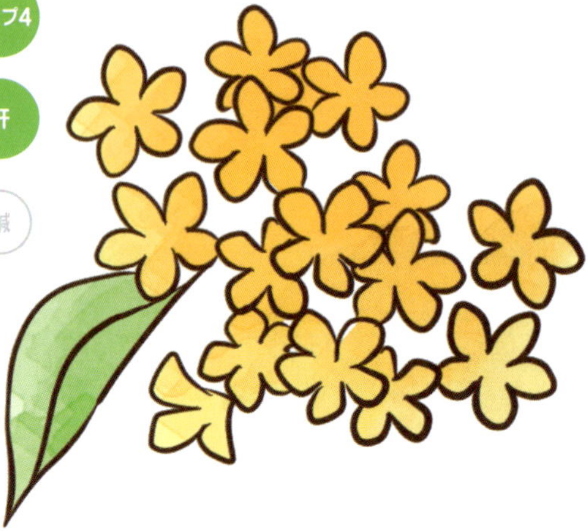

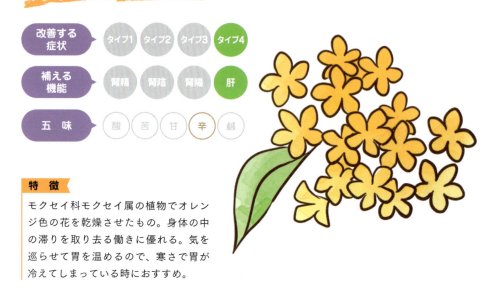

特　徴

モクセイ科モクセイ属の植物でオレンジ色の花を乾燥させたもの。身体の中の滞りを取り去る働きに優れる。気を巡らせて胃を温めるので、寒さで胃が冷えてしまっている時におすすめ。

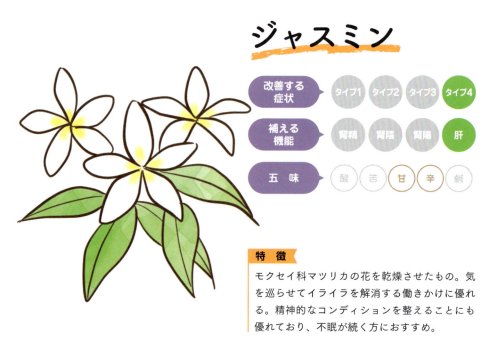

ジャスミン

改善する症状	タイプ1	タイプ2	タイプ3	**タイプ4**	
補える機能	腎精	腎陰	腎陽	**肝**	
五　味	酸	苦	**甘**	**辛**	鹹

特　徴

モクセイ科マツリカの花を乾燥させたもの。気を巡らせてイライラを解消する働きかけに優れる。精神的なコンディションを整えることにも優れており、不眠が続く方におすすめ。

杜《と》仲《ちゅう》茶《ちゃ》

改善する症状	タイプ1　タイプ2　タイプ3　タイプ4
補える機能	腎精　腎陰　腎陽　肝
五　味	酸　苦　甘　辛　鹹

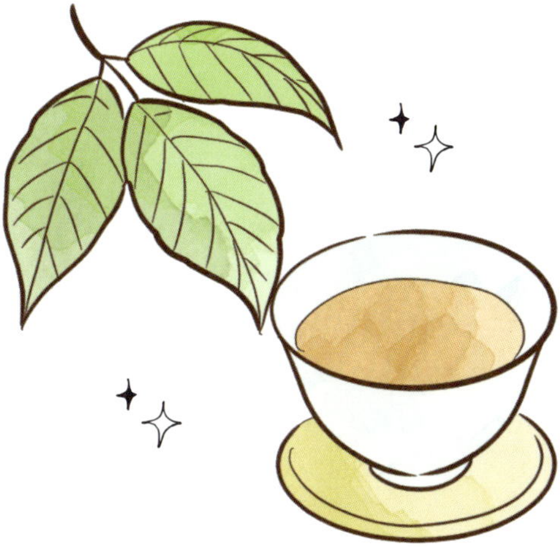

特　徴

トチュウ属の樹木、杜仲の葉を乾燥したもの。肝と腎の機能を補うことに優れている。腎の機能は骨に栄養を補充するので、強くて健やかな身体づくりに役立つ。腰痛に悩む時におすすめ。

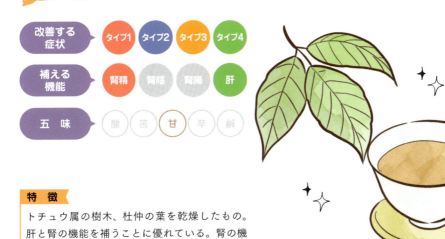

ハブ茶

改善する症状	タイプ1　タイプ2　タイプ3　タイプ4
補える機能	腎精　腎陰　腎陽　肝
五　味	酸　苦　甘　辛　鹹

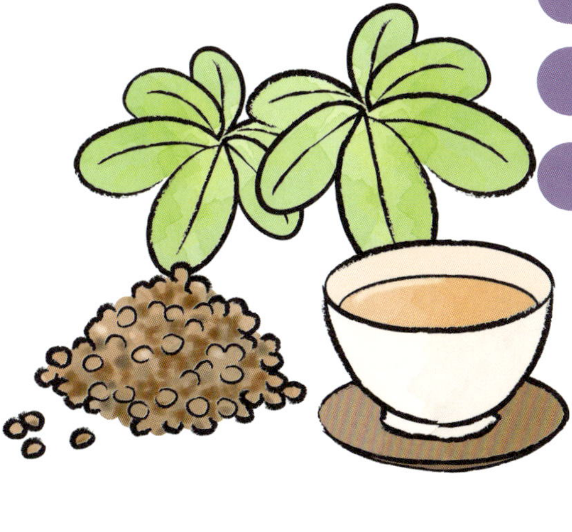

特　徴

マメ科センナ属の種子をお茶にしたもの。ストレスによるイライラ・うつうつを取り除く働きかけにも優れる。“肝”の機能のコンディションは目に表われるので、めまいや充血の時にもおすすめ。

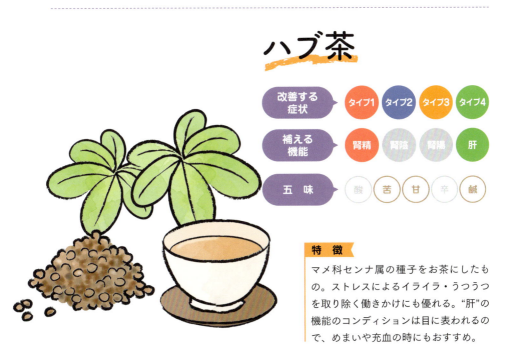

まいかいか

改善する症状	タイプ1	タイプ2	タイプ3	**タイプ4**
補える機能	腎精	腎陰	腎陽	**肝**
五　味	酸	**苦**	**甘**	辛	鹹

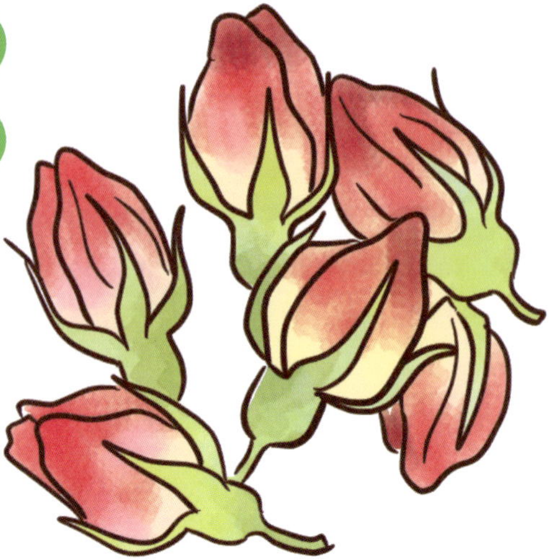

特　徴

バラ科の花、玫瑰花（まいかいか）の蕾を乾燥させたもの。ストレスによるイライラを解消する働きかけに優れる。気・血を巡らせて滞りを取り去るので、頭痛や腹痛、月経不順の時におすすめ。

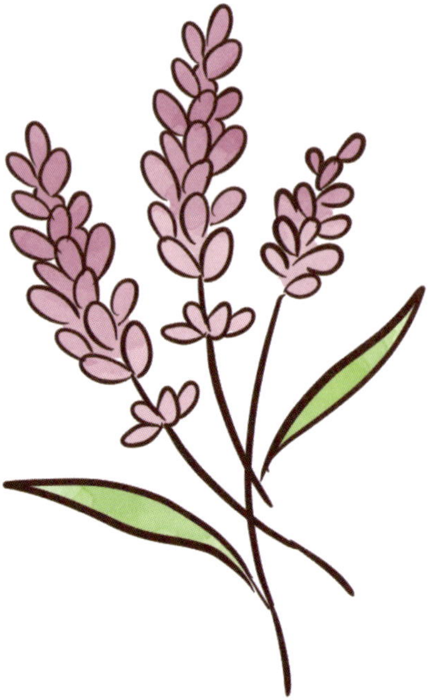

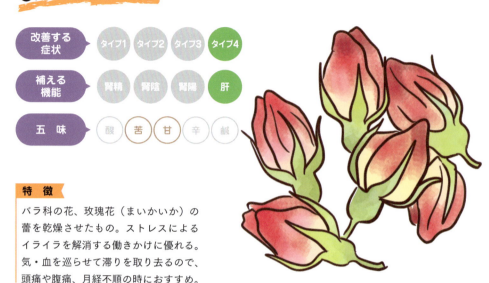

ラベンダー

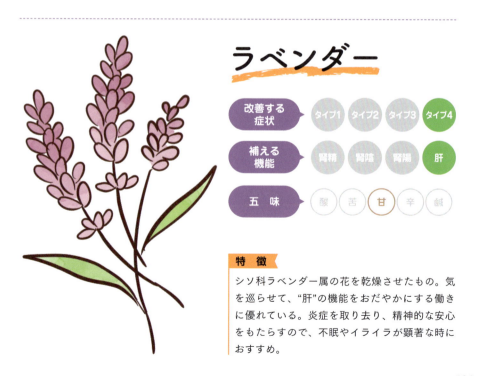

改善する症状	タイプ1	タイプ2	タイプ3	**タイプ4**
補える機能	腎精	腎陰	腎陽	**肝**
五　味	酸	苦	**甘**	辛	鹹

特　徴

シソ科ラベンダー属の花を乾燥させたもの。気を巡らせて、“肝”の機能をおだやかにする働きに優れている。炎症を取り去り、精神的な安心をもたらすので、不眠やイライラが顕著な時におすすめ。

ココナッツオイル

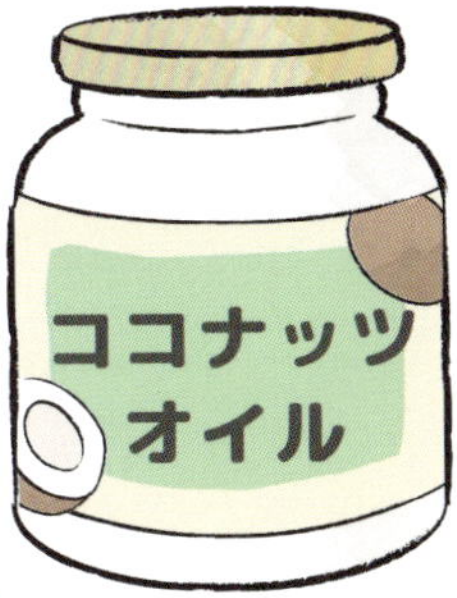

改善する症状	**タイプ1**	**タイプ2**	**タイプ3**	**タイプ4**	
補える機能	**腎精**	腎陰	腎陽	肝	
五味	酸	苦	**甘**	辛	鹹

特徴

ココナッツの胚乳から抽出精製した油。身体の気を補うので、ストレスや過労での慢性的な衰弱の時におすすめ。

なたね油

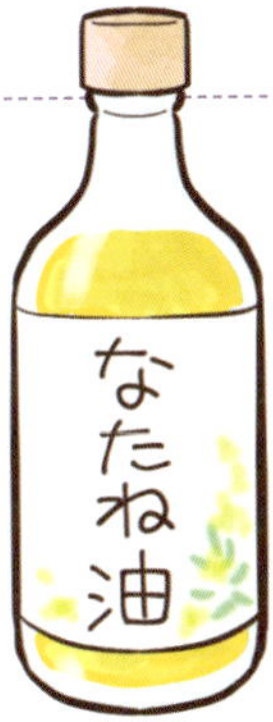

改善する症状	タイプ1	タイプ2	タイプ3	**タイプ4**	
補える機能	腎精	腎陰	腎陽	**肝**	
五味	酸	苦	甘	**辛**	鹹

特徴

菜の花の種から搾った油。辛みの発散作用と、大腸を潤して便の通りを良くする油分の作用で、“肺”の機能を助ける。

ローヤルゼリー

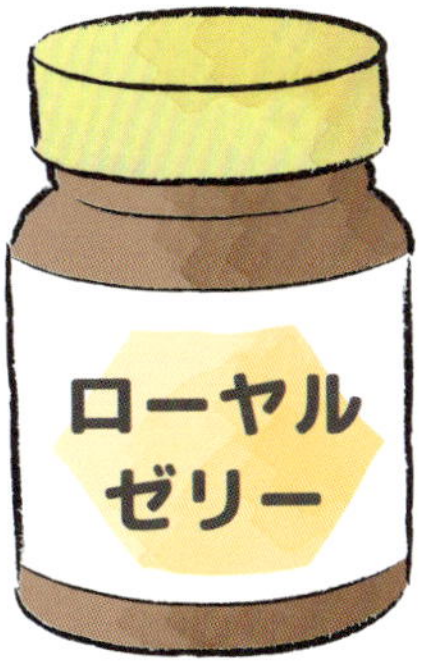

改善する症状	**タイプ1**	**タイプ2**	**タイプ3**	**タイプ4**	
補える機能	**腎精**	腎陰	腎陽	**肝**	
五味	**酸**	苦	**甘**	辛	鹹

特徴

クリーム状の物質で女王蜂の特別食。血を補うアプローチとともに、血液のプールである“肝”を補うことにも優れる。

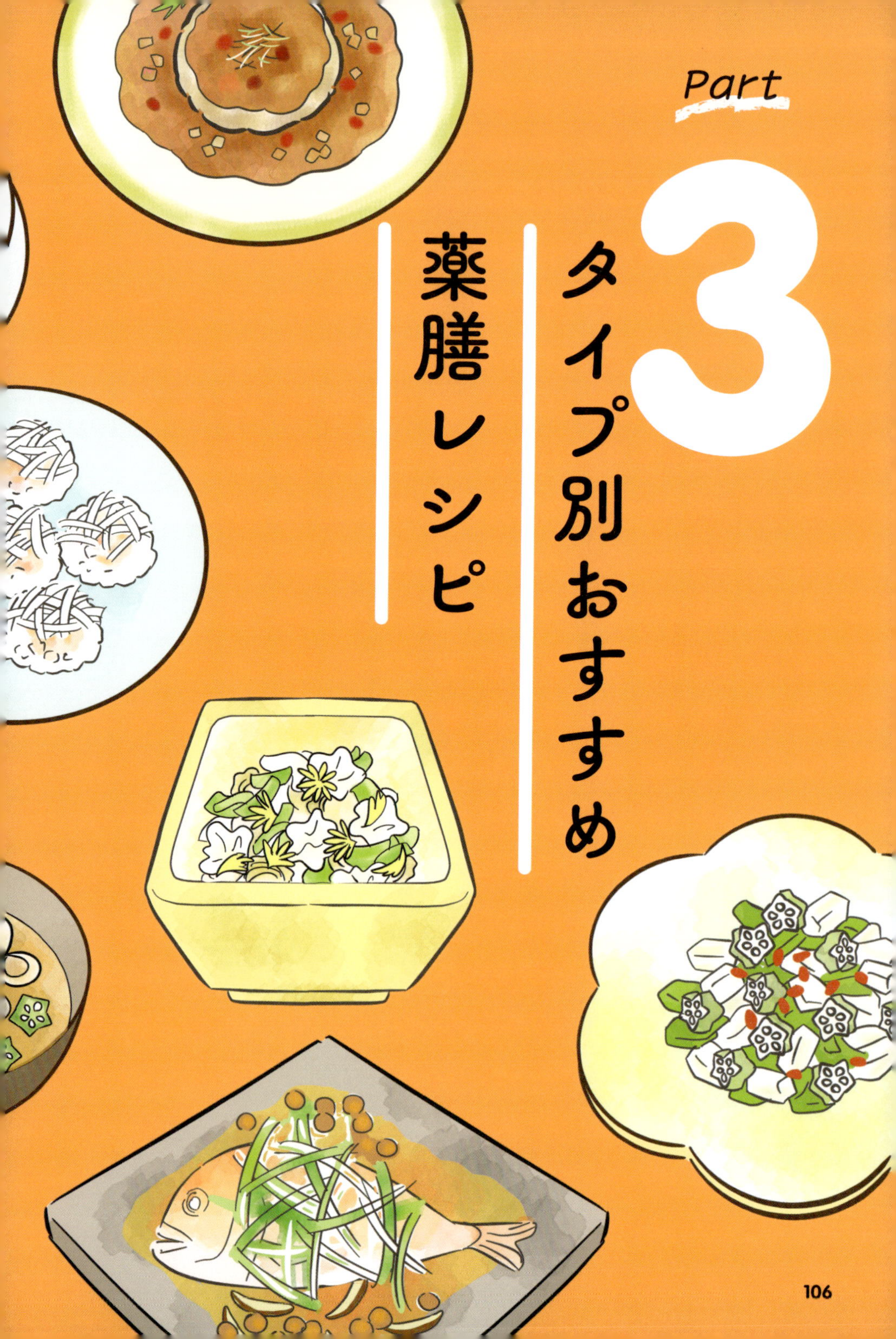

Part 3 タイプ別おすすめ薬膳レシピ

Part1の30～35ページでは、更年期の不調や症状の原因から4つのタイプに分けて、各タイプの特徴をご説明いたしました。Part3では、それぞれのタイプの方に食べていただきたい、「薬膳レシピ」を紹介します。毎日の献立を考える際にぜひご活用ください。メインの食材が旬のときに作っていただくとより一層おすすめです。

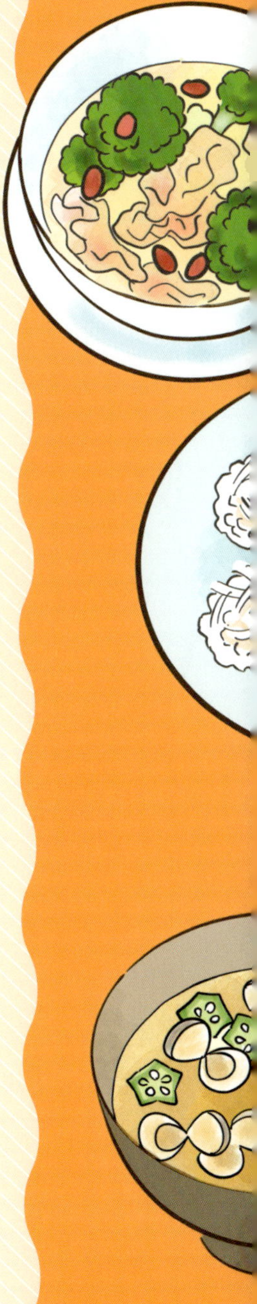

タイプ別・薬膳レシピ掲載

タイプ① の方におすすめレシピ
→P108～115

タイプ② の方におすすめレシピ
→P116～123

タイプ③ の方におすすめレシピ
→P124～131

タイプ④ の方におすすめレシピ
→P132～139

レシピの見方

- **分量について**：小さじ1は5mℓ、大さじ1は15mℓです。
- **火加減について**：特に指定がない場合は、中火で調理しています。
- **下準備について**：野菜類は特に指定がない場合は、洗う、皮をむくなどの作業を済ませてからの手順で説明しています。
- **調理時間について**：目安の調理時間になります。
- **水溶き片栗粉について**：片栗粉を同じ分量の水で溶いたものです。
- **下味について**：肉や野菜に前もって下味をつける際の調味料を示しています。
- **材料について**：すべての材料が揃わない場合は、他の材料に変えて作っていただいてもかまいません。その際は、Part2の食材リストをご参考ください。
- **効果について**：ここで紹介する「薬膳レシピ」は、更年期の不調や症状について、ごく緩やかな改善作用を期待するものです。即効性のあるものではございませんので、ご了承ください。

山芋・モロヘイヤ おくらの和え物

調理時間 **15分**

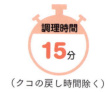

（クコの戻し時間除く）

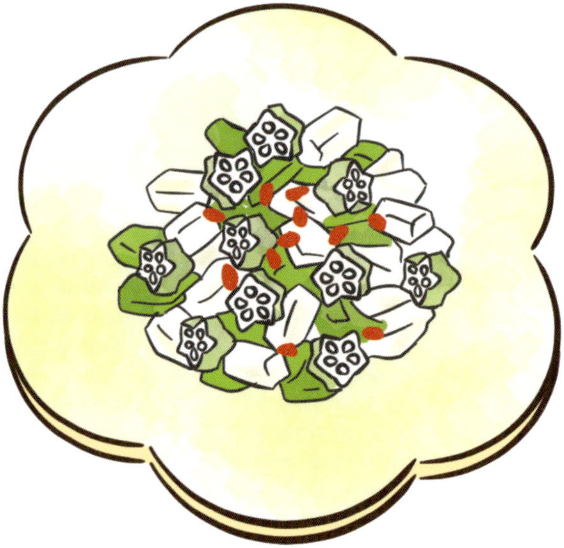

材料（2人分）

クコ … 大さじ1
モロヘイヤ … 1束
おくら … 5〜6本
山芋 … 100g
かつお節 … 適量

［調味料］

薄口しょうゆ … 大さじ1.5
だし汁 … 大さじ2
すりごま … 大さじ2

作り方

1 クコは水に浸して柔らかく戻す。

2 モロヘイヤは葉をちぎって茹でて、水気を軽く絞る。

3 おくらはうぶ毛をこすり取り、茹でて冷水にとった後、細い輪切りにする。

4 山芋は短冊切り(3cm×1cm×2〜3mm厚さ)にする。

5 軽く絞った1、2〜4、調味料をボウルで混ぜ合わせる。

6 器に盛り付け、かつお節をかける。

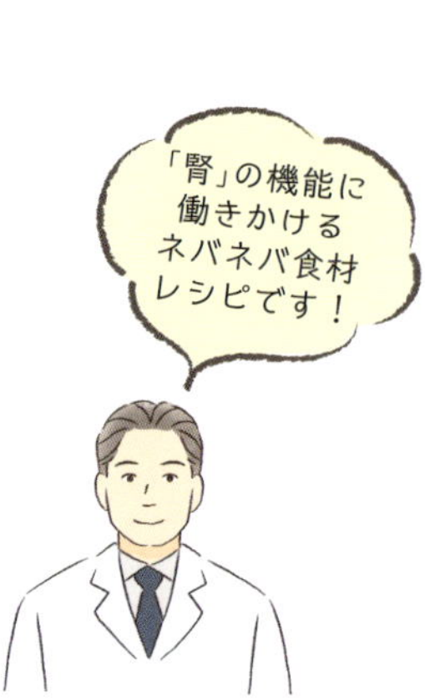
「腎」の機能に
働きかける
ネバネバ食材
レシピです！

クコ入り卵焼き

調理時間
25分
（クコの戻し時間除く）

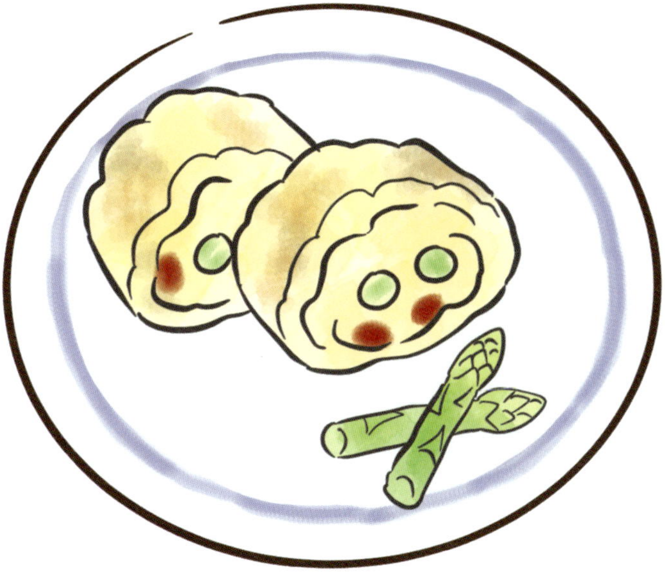

材料（2人分）

クコ … 大さじ1
ベビー帆立 … 3個
アスパラガス … 2本
卵 … 3個

［調味料］
みりん … 小さじ2
薄口しょうゆ … 小さじ1

作り方

1. クコは水に浸して柔らかく戻す。
2. ベビー帆立は粗みじん切りにする。
3. アスパラガスは下部分（約5cm）の皮をピーラーでむく。湯がいた後、卵焼き器の幅に合わせて切る。穂先は盛り付け用にとっておく。
4. ボウルに1、2と割りほぐした卵・調味料を合わせる。
5. 4を卵焼き器に流し入れ、アスパラガスを中心に置いて弱～中火で加熱しながら巻いていく。
6. 器に盛り付け、アスパラガスの穂先を添える。

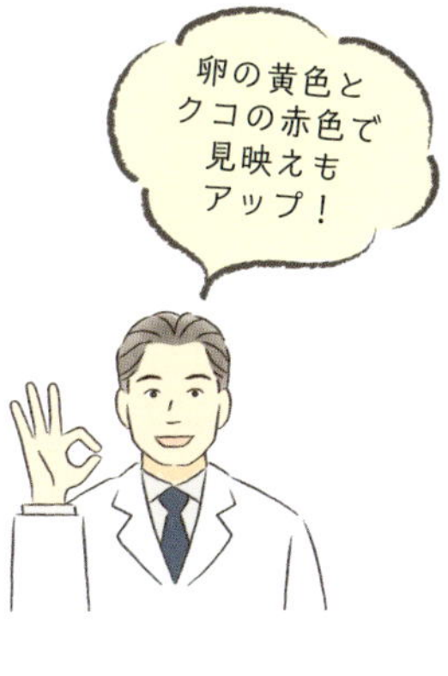
卵の黄色と
クコの赤色で
見映えも
アップ！

調理時間 **25**分

帆立と枝豆の水餃子

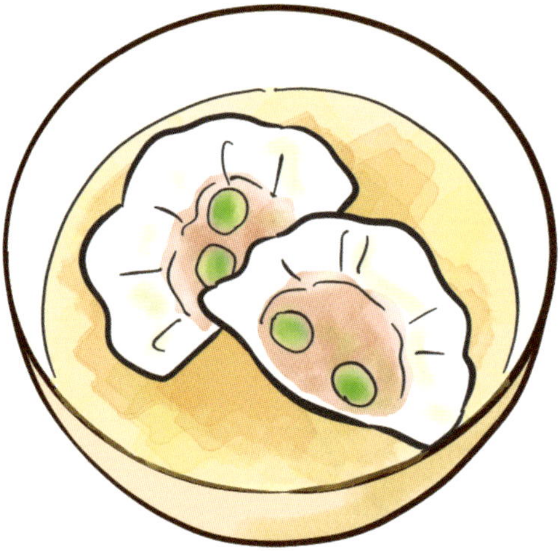

材料（2人前）

ベビー帆立 … 20個（100g）
枝豆 … 30個
豚ひき肉 … 200g
餃子の皮 … 12枚

［スープ］

水 … 400mℓ
生姜 … 1片
長ねぎ … 1/2本
にんにく … 1片
塩 … 小さじ1

［調味料］

しょうゆ … 小さじ1.5
酒 … 大さじ2
すりおろし生姜 … 大さじ2
塩こしょう … 小さじ1/2

作り方

1 ベビー帆立8個、枝豆6個を粗みじん切りにする。

2 ボウルに豚ひき肉を入れ粘りが出るまでよく混ぜ、**1**、調味料を加えて、さらによく混ぜ合わせる。

3 餃子の皮に**2**（大さじ2）を乗せ、ベビー帆立1個、枝豆2個ずつをを入れて、縁に水をつけて閉じる（餃子を12個つくる）。

4 スープ用の生姜、長ねぎ、にんにくを薄切りにする。

5 鍋にスープ用の水を入れて沸かし、**4**、塩を入れる。**3**を入れてひと煮立ちさせたら完成。

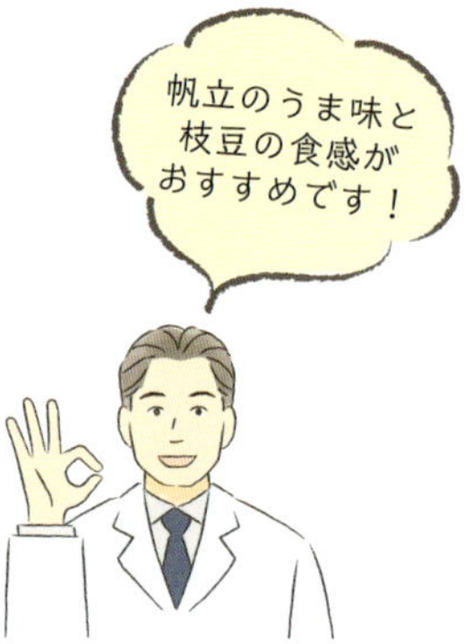

豆腐ハンバーグ 白きくらげソースがけ

調理時間 30分
（クコの戻し時間除く）

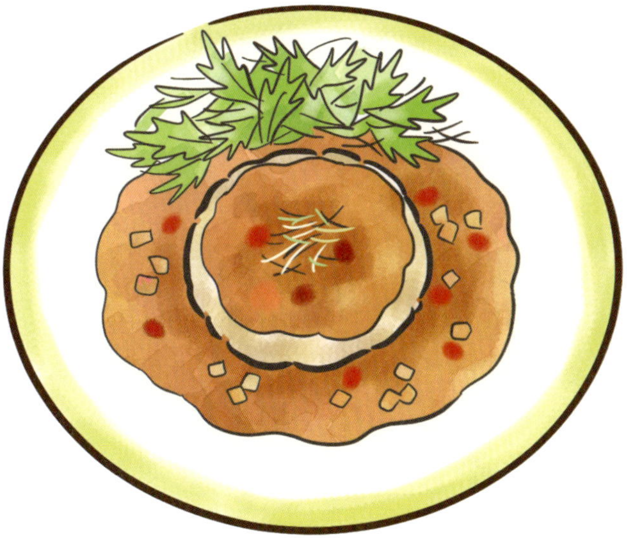

材料（2人分）

木綿豆腐 … 150g
玉ねぎ … 1/2個
豚ひき肉 … 100g
薄力粉 … 大さじ2
ごま油 … 適量
クコ … 大さじ1
白きくらげ（乾燥）… 5g
マイタケ … 1/2束
水溶き片栗粉 … 大さじ2
（片栗粉 … 大さじ1／水 … 大さじ1）

［調味料］
しょうゆ … 大さじ1
みりん … 大さじ2
塩 … 小さじ1/2
酒 … 小さじ1

作り方

1 クコは水に浸して柔らかく戻す。
2 木綿豆腐はキッチンペーパーで包み、重しを乗せて水分を切っておく。
3 玉ねぎはみじん切りにする。
4 ボウルに豚ひき肉を入れて、粘り気が出るまでよく混ぜ合わせる。続けて2、3、薄力粉を入れてこねる。その後、半量に分けて楕円形にして空気を抜く。
5 白きくらげは1分ほど湯通し、2〜3cmの大きさにちぎる。
6 中火で熱したフライパンにごま油をひき、4を入れて焼く。焼き色がついたら裏返して、蓋をして4分ほど蒸し焼きにする。
7 適当な大きさにほぐしたマイタケをごま油で炒め、1、5、調味料を加えてさっと炒めたら、水溶き片栗粉でとろみをつける。
8 器に6を盛り付け、7を上からかけて完成。

豚スペアリブのさっぱり煮

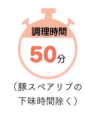

調理時間
50分
（豚スペアリブの
下味時間除く）

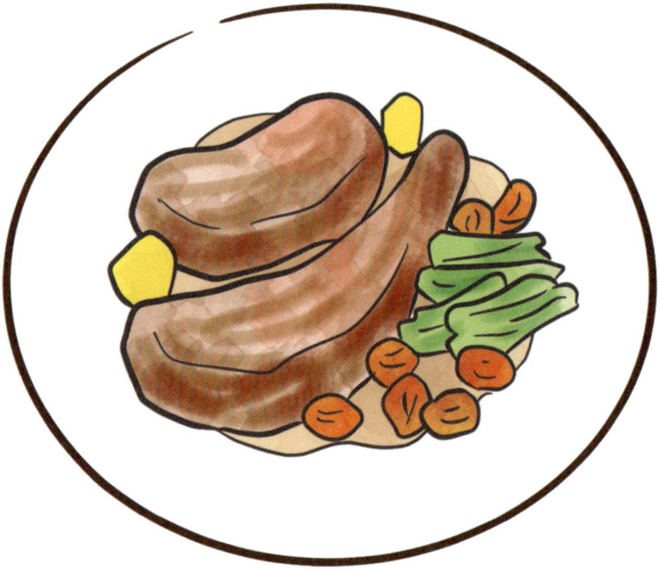

材料（2人分）

豚スペアリブ … 300g
山芋 … 100g
ほうれんそう … 1束
なつめ … 5〜6個
龍眼（またはレーズン）
　… 10〜15個
ごま油 … 適量

［スペアリブ下味］
しょうゆ … 大さじ1
酒 … 大さじ1
こしょう … 少々

［調味料］
水 … 5カップ
きび砂糖 … 大さじ4
しょうゆ … 大さじ3
酒 … 大さじ2
酢 … 大さじ2

作り方

1 豚スペアリブに下味をつけて1時間置く。

2 山芋は皮をむいて輪切りにする。

3 ほうれんそうは湯がいて冷水にとった後、5cmの長さに切る。

4 鍋にごま油をひき、水気を拭いた1を炒める。そのままの鍋に水、調味料を入れて沸騰させる。2となつめ、龍眼（またはレーズン）を入れて、中火でゆっくりとあくを取りながら30分ほど煮る。

5 4の煮汁が少なくなったら器に盛り付け、3を添えて完成。

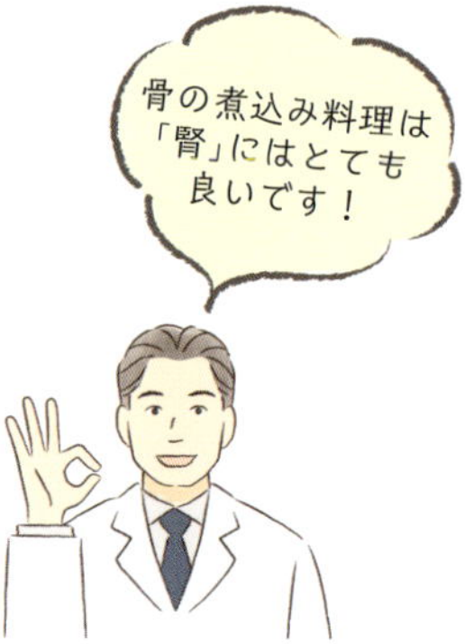

調理時間 60分

黒米・黒豆ごはん

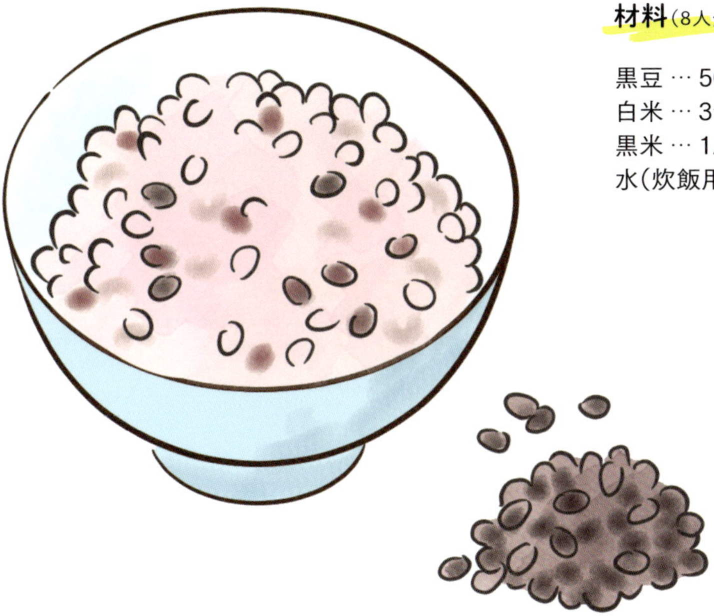

材料（8人分）

黒豆 … 50g
白米 … 3合
黒米 … 1/2合
水（炊飯用）… 4合分

作り方

1 フライパンを熱して、油をひかずに黒豆を炒る（黒い皮にひびが入ったら終了の目安）。

2 白米3合をといだ後、黒米・黒豆を合わせる。

3 炊飯器に**2**と、水を4合の目盛りまで入れたら炊飯を開始して炊き上げる。

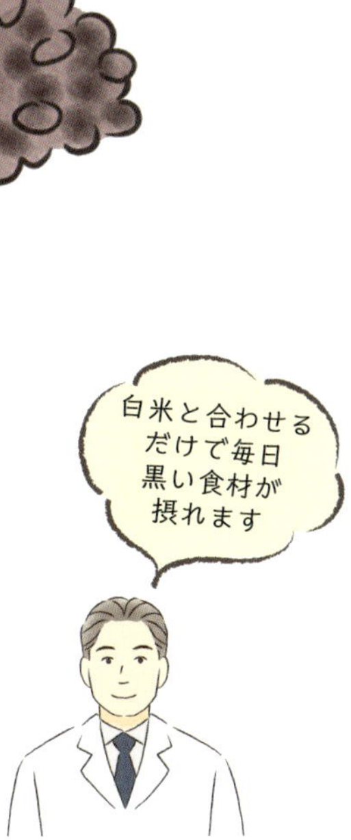
白米と合わせるだけで毎日黒い食材が摂れます

白きくらげスイーツ

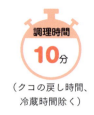

調理時間
10分
（クコの戻し時間、
冷蔵時間除く）

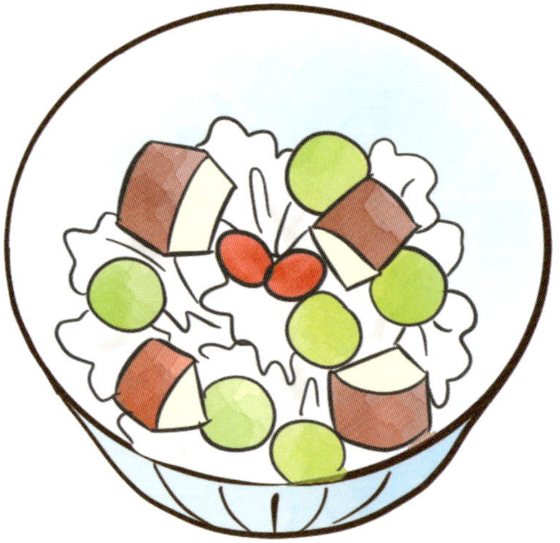

材料（2人分）

クコ … 5〜10粒
白きくらげ（乾燥）… 5g
はちみつ … 約20g
さつまいも … 1/4本
ぶどう … 8〜10個

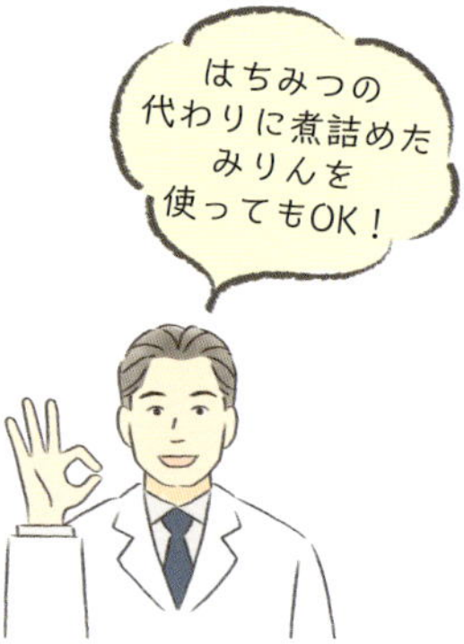
はちみつの
代わりに煮詰めた
みりんを
使ってもOK！

作り方

1 クコは水に浸して柔らかく戻す。

2 白きくらげは30秒〜1分程度、沸騰したお湯に浸し、石づきを取り除く。その後しっかりと水気を拭き取る。

3 保存容器に移し、はちみつをまわしかけ、冷蔵庫で2〜8時間程度冷やす。

※冷やす時間の長さによって味と食感が変わります。お好みの時間を見つけてください。

4 さつまいもを茹でて2cm角の大きさに切る。

5 3を冷蔵庫から取り出して、器に盛り付け、1、4、ぶどうを乗せて完成。

クコ・杜仲
薬膳茶

調理時間
10分

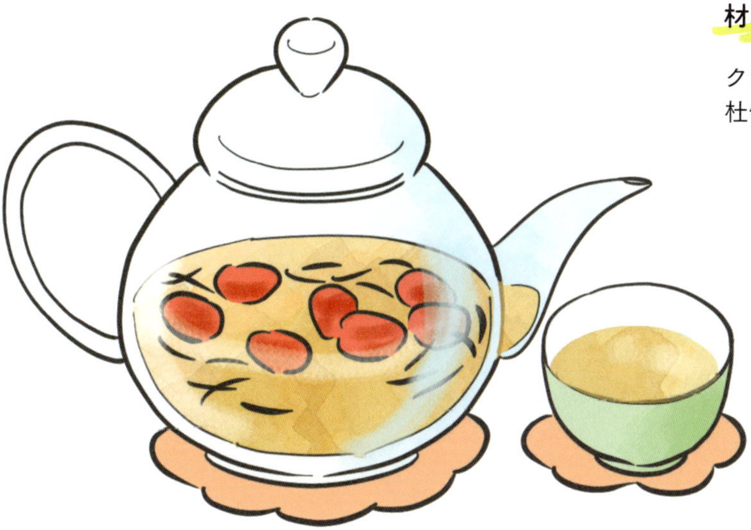

材料（2人分）

クコ … 大さじ1
杜仲茶
… 1袋（約4g）

作り方

1 クコ、杜仲茶をティーポットに入れて約200mℓのお湯を注ぐ。

2 約10分、静置して抽出したら出来上がり。

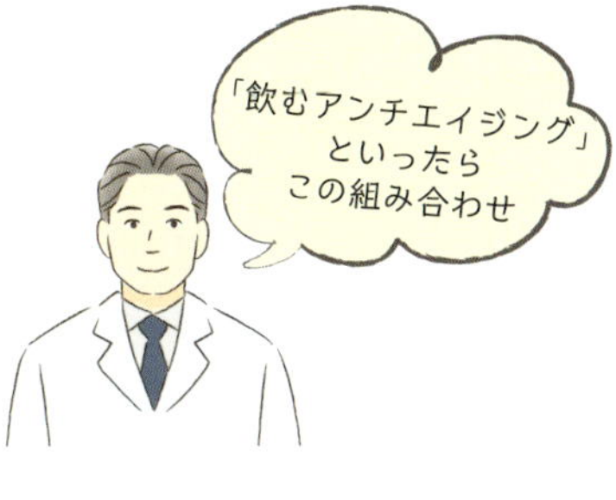
「飲むアンチエイジング」
といったら
この組み合わせ

れんこんとエリンギの黒ごまきんぴら

調理時間
15分
（クコの戻し時間除く）

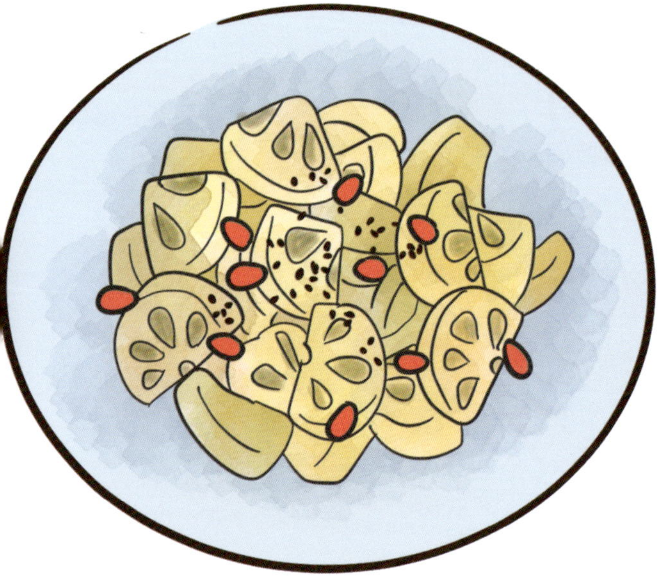

材料（2人分）

クコ … 大さじ1
れんこん … 100g
エリンギ … 2本
黒胡麻 … 大さじ1
ごま油 … 適量

［調味料］
しょうゆ … 大さじ2
みりん … 大さじ3
酒 … 大さじ1

作り方

1 クコは水に浸して柔らかく戻す。

2 れんこんは皮をむいて、3mm厚さのいちょう切りにする（酢水につけておく）。

3 エリンギは縦に細く割いて、3cm程度の長さに切る。

4 2、3をごま油で炒める。全体に油がまわってしんなりしたら、調味料を加えて水分がなくなるまで炒める。

5 仕上げに黒ごまを加えて、全体によく絡むように合わせる。

6 器に盛り付け、軽く絞った1をかける。

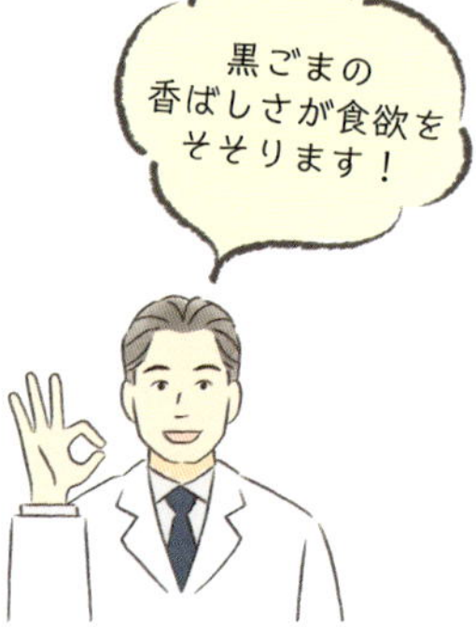

豚肉とブロッコリーのあっさりスープ

調理時間 20分
（下準備：15分）

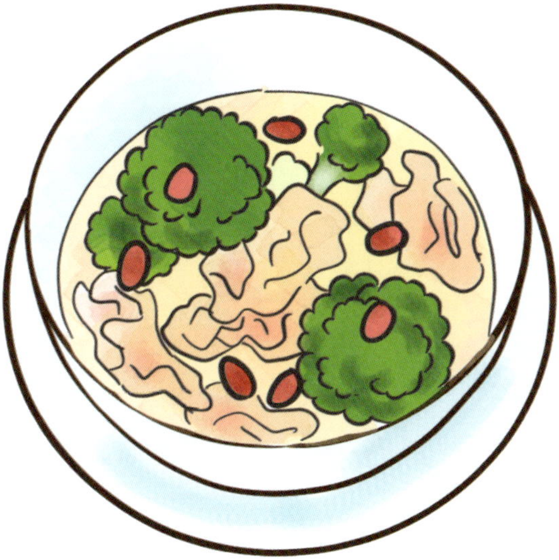

材料（2人分）

クコ … 大さじ1
豚こま切れ肉 … 100g
片栗粉 … 30g
ブロッコリー … 1/2株

[スープ]
生姜 … 1片
長ねぎ … 1/2本
にんにく … 1片
塩 … 小さじ2
水 … 800㎖

[調味料]
薄口しょうゆ … 大さじ1
酒 … 大さじ2
すりおろし生姜 … 大さじ2
塩こしょう … 適量

作り方

1. 豚こま切れ肉に調味料で味をつけた後、片栗粉を薄くまぶして、1つずつ丸める（細かい肉は大きい肉で包む）。
2. ブロッコリーを食べやすい大きさに切り分ける。生姜、長ねぎは薄切りに、にんにくはみじん切りにする。
3. 鍋に水を入れて湯を沸かし、**1**、**2**、クコ、塩、調味料を入れてひと煮立ちさせる。
4. 器に盛り付けて完成。

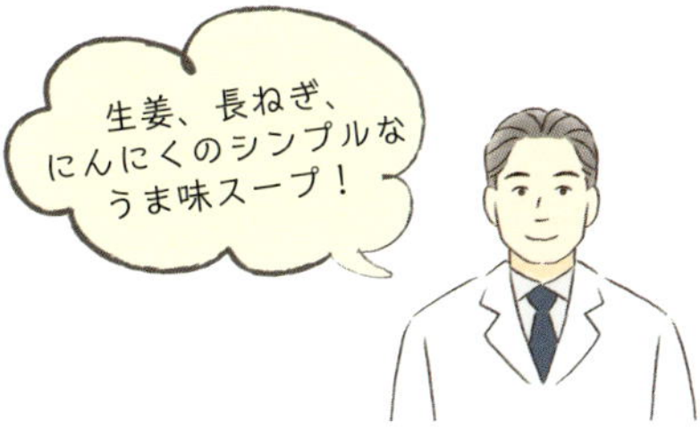
生姜、長ねぎ、
にんにくのシンプルな
うま味スープ！

鯛のカルパッチョ

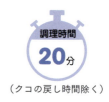

調理時間
20分
（クコの戻し時間除く）

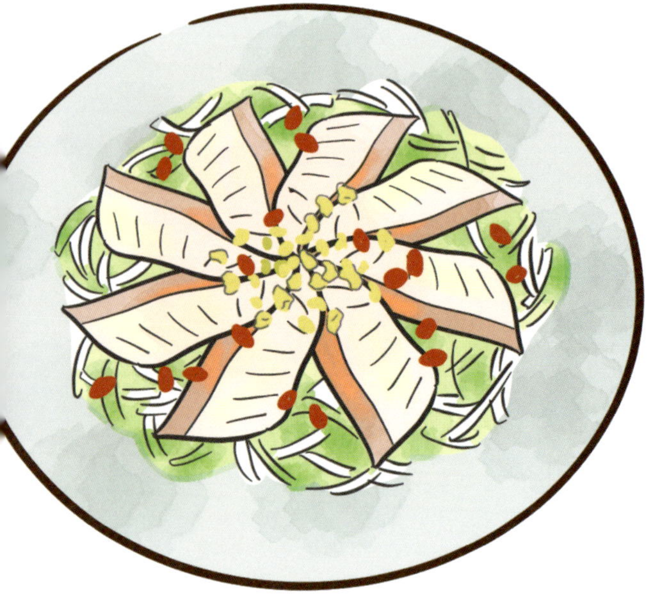

材料（2人分）

クコ … 大さじ1
わんたんの皮 … 4枚
鯛（刺身用、柵）… 100g
くるみ … 10g
とうみょう … 1/2束
ごま油 … 適量

[調味料]
しょうゆ … 大さじ1
酢 … 小さじ2
ごま油 … 小さじ2
きび砂糖 … 小さじ1
すりおろしにんにく … 小さじ1/2

作り方

1 クコは水に浸して柔らかく戻す。
2 くるみを粗みじん切りにして、ボウルで調味料と混ぜ合わせる。
3 わんたんの皮を5mm幅に切る。
4 中火に熱したフライパンにごま油をひき、3を入れて焼き色がつくまで炒める。
5 鯛を薄切りにする。
6 器に5cmに切ったとうみょうを敷いて5を並べ、上に2と4をかけ、軽く絞った1をふる。

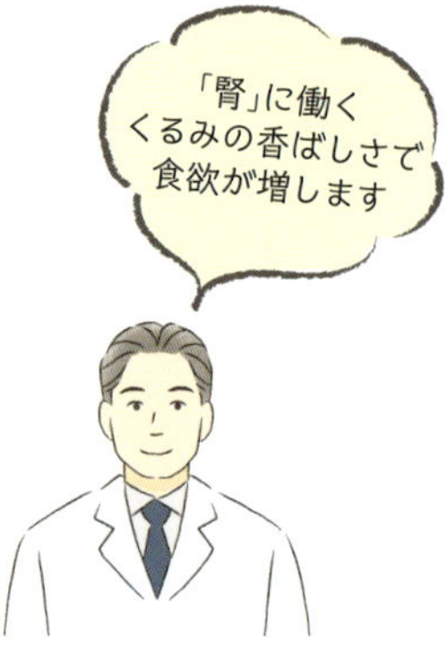
「腎」に働く
くるみの香ばしさで
食欲が増します

かつおのタタキ
〜ベリーポン酢〜

調理時間
25分
（かつおの
冷蔵時間除く）

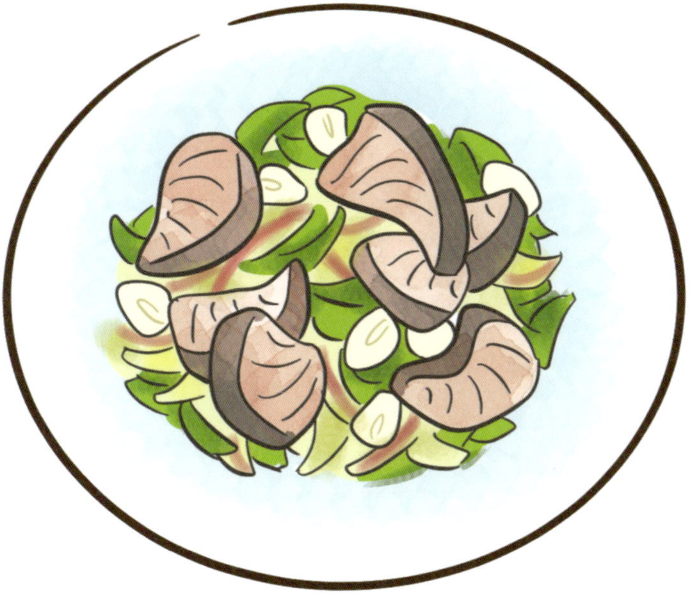

材料（2人分）

玉ねぎ … 1/4個
かつお … 1柵
ごま油 … 適量

［タレ］
ポン酢 … 50mℓ
ブルーベリー（冷凍）
… 20粒

［薬味］
生姜 … 10g
みょうが … 1本
大葉 … 4枚
にんにく … 1片

作り方

1 玉ねぎは薄切りにして水にさらす。

2 薬味は好みの大きさに切る。にんにくは真ん中にある芽は取り除いて薄切りにする。

3 フライパンにごま油をひき、かつおの表面を焼く（バーナーの火で熱しても可）。焼き色が付いたらバットにとって冷蔵庫に10分入れる。

4 3を冷蔵庫から出して、食べやすい厚さに切る。

5 器に水気を絞った1と4を盛り付け、
刻んだブルーベリーを合わせたポン酢タレをかける。

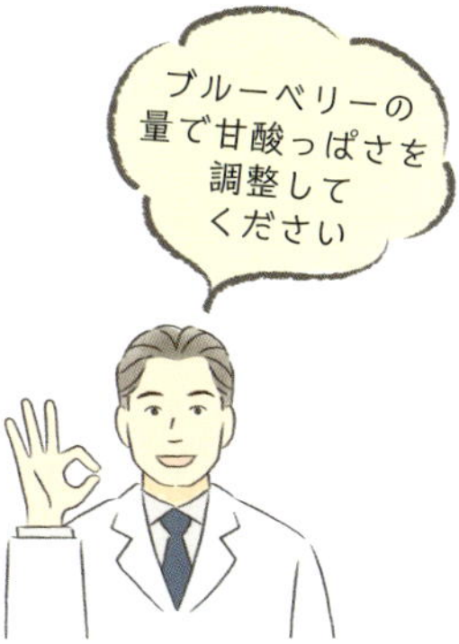
ブルーベリーの
量で甘酸っぱさを
調整して
ください

ベビー帆立と
ブロッコリーの
照り焼き

調理時間
20分

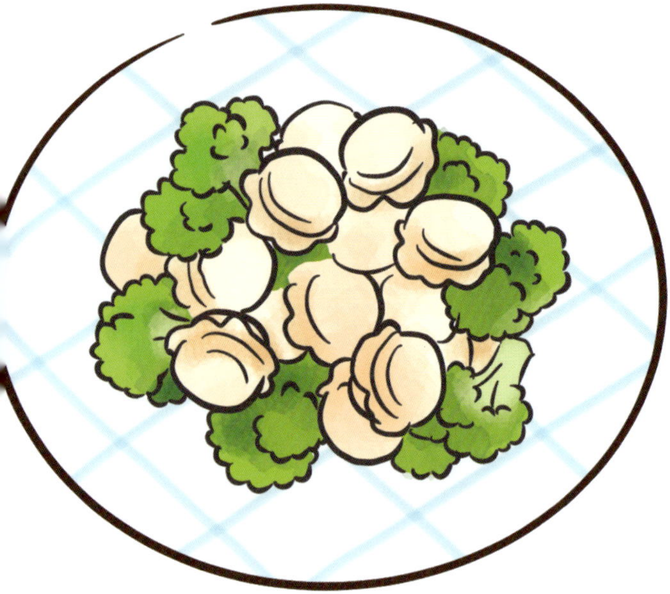

材料（2人分）

ベビー帆立 … 100g
ブロッコリー … 1株
片栗粉 … 適量
ごま油 … 適量

［調味料］
薄口しょうゆ
… 大さじ1
酒 … 大さじ3
みりん … 大さじ1
きび砂糖
… 小さじ1

作り方

1 ブロッコリーは食べやすい大きさに切り、下茹でしておく。

2 ベビー帆立に片栗粉を薄くまぶしておく。

3 フライパンにごま油を熱し、**1**、**2**と調味料を加えて炒める。

4 器に盛り付けて、出来上がり。

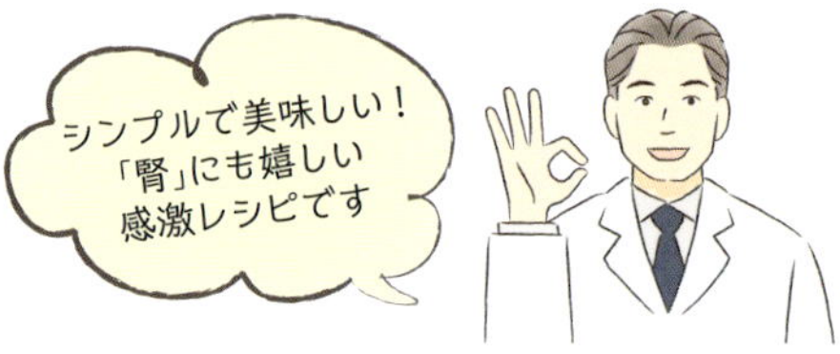
シンプルで美味しい！
「腎」にも嬉しい
感激レシピです

調理時間
25分

鶏レバーの生姜煮

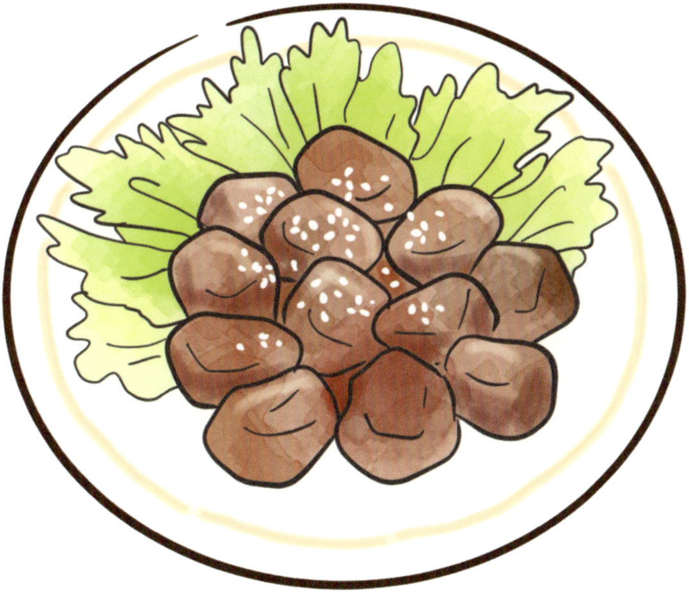

材料（2人分）

鶏レバー … 450g
生姜 … 3片
白ごま … 適量
ごま油 … 適量
レタス … 適量

［調味料］
しょうゆ
… 大さじ4.5〜5
酒 … 大さじ1.5
水 … 大さじ5

作り方

1 鶏レバーは3cm大に切る。血の塊があれば取り除いて、流水で洗う。水気を切った後、調味料の半量を揉み込んでおく。

2 生姜は細切りにしておく。

3 フライパンにごま油を熱し、1を炒める。色が変わったら2、残りの調味料を加える。

4 中火にして、混ぜながらさらに10分ほど煮る。
最後に強火にして煮詰める。

5 器にちぎったレタスを敷き、4を盛り付け、白ごまをかける。

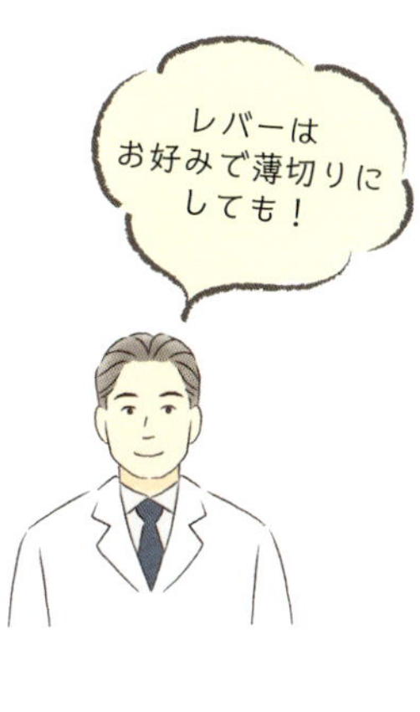

蒸し鯛のなめこ餡かけ

調理時間 30分

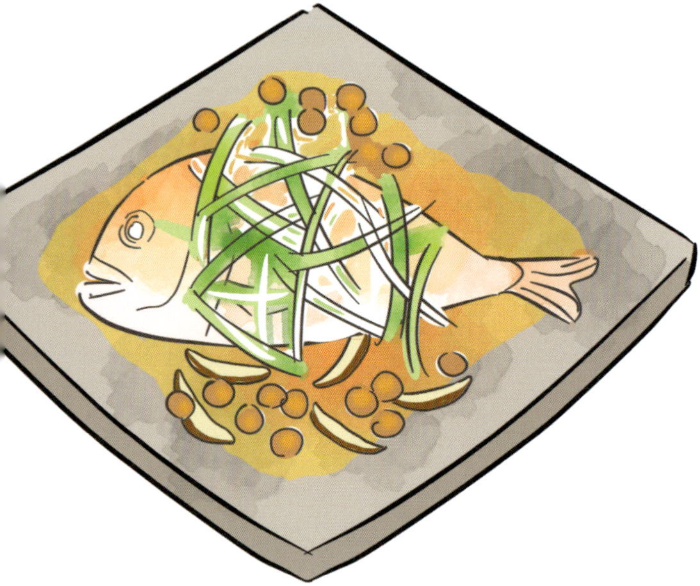

材料（2人分）

玉ねぎ … 1/2個
しいたけ … 2枚
長ねぎ … 1本
にんじん … 1/2本
鯛 … 2切れ
生姜（スライス）
　… 1片分
大葉 … 4枚
なめこ … 100g

鶏ガラスープ
　… 300mℓ
水溶き片栗粉
　… 大さじ1
（片栗粉 … 大さじ1/2
／水 … 大さじ1/2）

［鯛の下味］
酒 … 大さじ2
塩 … 少々

［調味料］
しょうゆ
… 大さじ4
みりん … 大さじ4
酢 … 大さじ2
こしょう … 少々

作り方

1 玉ねぎ、しいたけは薄切り、長ねぎは白い部分と青い部分に切り分け、白い部分の半分を斜め薄切り、にんじんは千切りにする。

2 鯛に下味をつけて、蒸し器に長ねぎの青い部分、生姜とともに入れて10分蒸す。

3 残りの白い部分で白髪ねぎを作り、大葉を千切りにする。

4 鶏ガラスープを火にかけて、沸騰したら**1**、なめこを入れ、調味料をすべて加え、味を調えて、水溶き片栗粉でとろみをつける。

5 **2**を器に盛り付け、**4**をかけて、**3**を上にのせる。

栗ごはん／蓮の実ごはん

調理時間 50分
（栗の浸水時間除く）

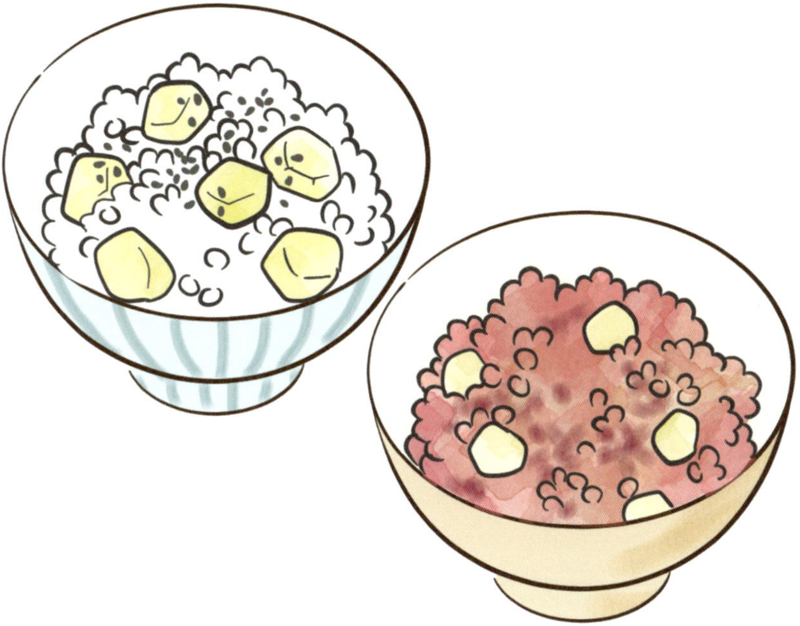

材料（各6人分）

［栗ごはん］
- 栗 … 200g
- 白米 … 3合
- 黒ごま … 適量

［蓮の実ごはん］
- 蓮の実（乾燥）… 20個
- 白米 … 2.5合
- 黒米 … 0.5合

作り方　栗ごはん

1 栗は半日〜1日、水に浸す。その後、熱湯に5分程度つけてから皮をむく。

2 炊飯器に白米と1を入れる。3.5合の目盛りまで水を入れて炊飯する。

3 炊き上がったら茶碗によそい、黒ごまをかける。

作り方　蓮の実ごはん

1 炊飯器に白米と黒米、蓮の実を入れる。3.5合の目盛りまで水を入れて炊飯する。

2 炊き上がったら茶碗によそう。

えびシュウマイ

調理時間 30分

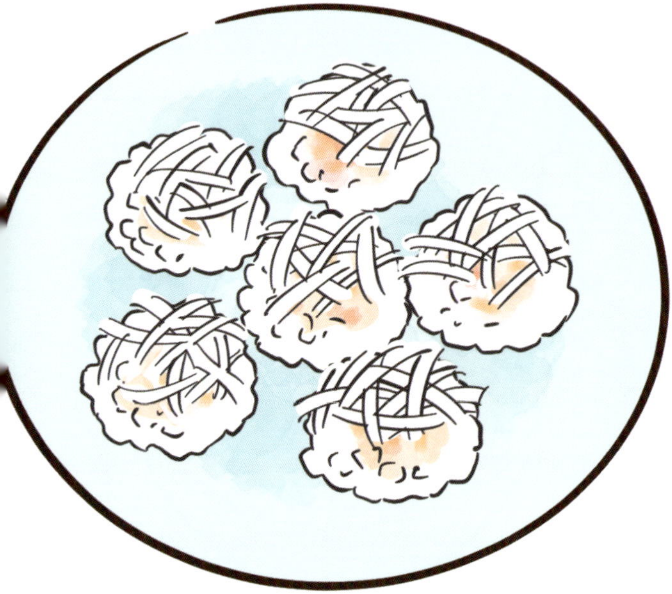

材料（6個分）

えび … 200g
豚ひき肉 … 200g
木綿豆腐 … 1/4丁
はんぺん … 1枚（90g）
シュウマイの皮 … 8枚

［えび下味］
酒 … 大さじ2.5
塩こしょう … 少々

［調味料］
塩 … 小さじ2/3
ごま油 … 大さじ1
こしょう … 少々

作り方

1 えびは殻をむいて背わたを取り、下味をつける。

2 ボウルで豚ひき肉を粘り気が出るまでよく練る。

3 1を粗みじん切りにする。

4 2に3、豆腐、はんぺん、調味料を入れてよく混ぜ6等分に丸める。

5 シュウマイの皮を細切りにして4にまぶす。

6 蒸し器に5を並べて10～15分蒸す。

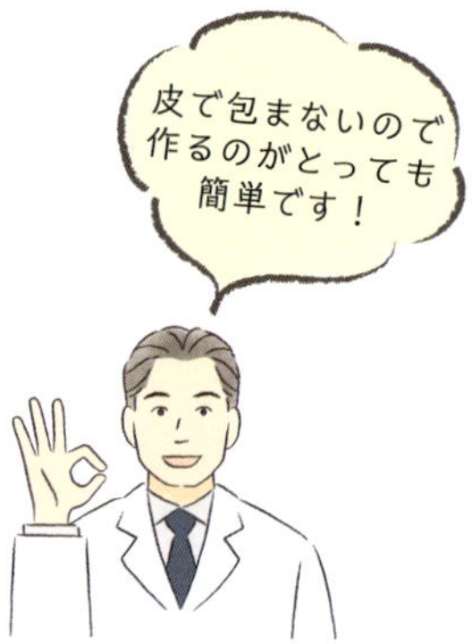
皮で包まないので
作るのがとっても
簡単です！

えびのニラソース添え

調理時間 25分

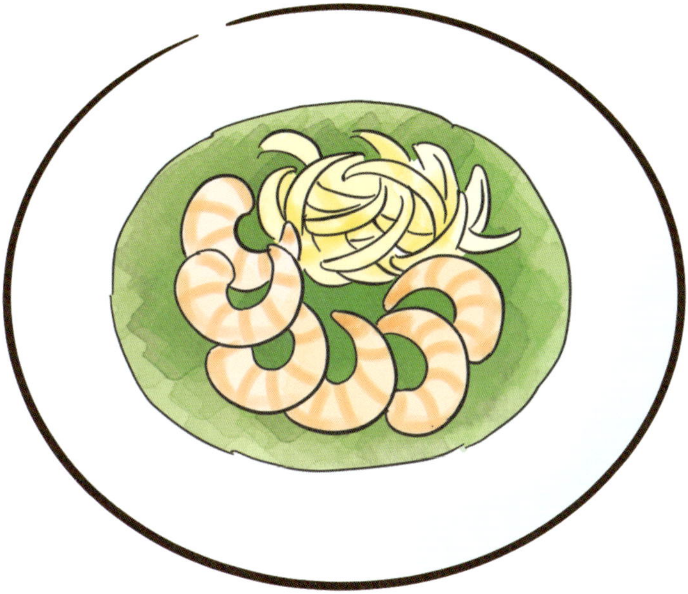

材料（2人分）

えび … 10尾
玉ねぎ … 1/2個
えりんぎ … 1本
ニラ … 1束
ベビー帆立 … 5〜10個
水 … 300cc
ごま油 … 適量

水溶き片栗粉 … 大さじ2（片栗粉 … 大さじ1／水 … 大さじ1）

[えび下味]
酒 … 大さじ2.5
塩こしょう … 少々

[ニラソース]
薄口しょうゆ … 大さじ2
みりん … 大さじ3
酒 … 大さじ3
塩 … 小さじ1/2

[A]
塩 … 小さじ1/2
薄口しょうゆ … 小さじ1

作り方

1 えびは背わたを取って殻をむき、下味をつける。

2 ニラは下3〜4cmの長さで2つに切り分ける。柔らかい葉の部分は、水、ベビー帆立とともにミキサー（フードプロセッサー）にかけてペースト状にする。

3 2を鍋に移し、ニラソースの調味料をすべて加え、ひと煮立ちしたら、水溶き片栗粉でとろみをつける。

4 玉ねぎは薄切り、エリンギは縦に細く割いて3cm程度の長さに切る。熱したフライパンにごま油をひき、ニラの下部分、玉ねぎ、エリンギ、Aを加えて炒める。続けて1を加えて炒める。

5 器に3を敷き、4を上から並べ盛り付ける。

えび・ブロッコリーの手作りマヨ炒め

調理時間 30分

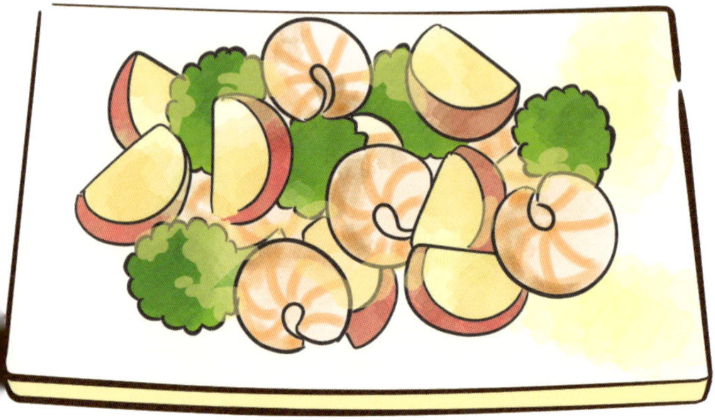

材料（2人分）

えび … 10尾
ブロッコリー … 1株
さつまいも … 1/2本

オリーブオイル
… 適量

［マヨネーズ］
卵黄 … 1個分
塩 … 小さじ1/2
酢 … 大さじ1
オリーブオイル
… 1/2カップ（様子を見ながら少しずつ加える）

［えび下味］
酒 … 大さじ2.5
塩こしょう … 少々

［調味料］
オイスターソース
… 大さじ1
すりおろしにんにく
… 小さじ1

作り方

1 えびは殻をむいて背わたを取り、下味をつける。

2 ブロッコリーは小房に分けて下茹でする。

3 さつまいもは縦半分に切り、厚さ5mm幅の半月切りにする。水につけてあく抜きをした後、さっと下茹でする。

4 マヨネーズを作る
（市販のマヨネーズ大さじ2〜3でもOK）。

・ボールに卵黄、塩、酢を入れ、もったりとするまで泡だて器で混ぜ合わせる。

・オリーブオイルを少しずつ加えてよく混ぜ合わせてクリーム状にする。

5 フライパンにオリーブオイルをひき、中火で1を炒める。

6 えびに火が通ったら、2、3、4、調味料を入れて、味がなじむまで中火で炒める。

7 器に盛り付けて完成。

調理時間 20分

レバニラ

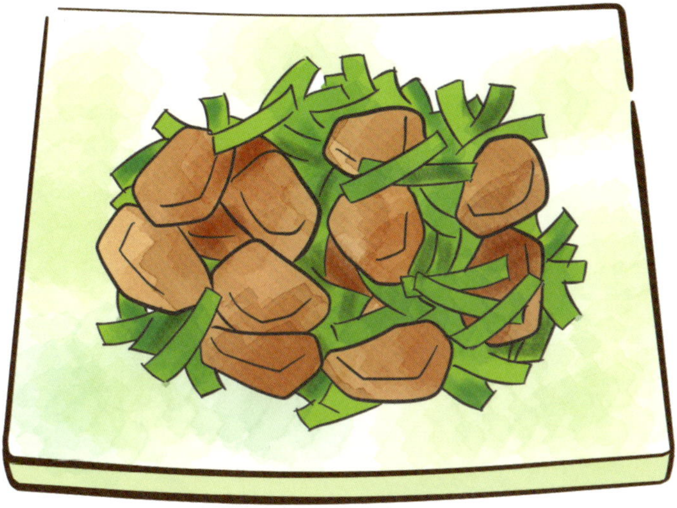

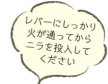

材料（2人分）

鶏レバー … 200g
片栗粉 … 大さじ3
ニラ … 1束
ごま油 … 適量

［鶏レバー下味］
しょうゆ … 大さじ1
オイスターソース … 大さじ1
おろし生姜 … 小さじ1

［調味料］
しょうゆ … 大さじ1
オイスターソース … 大さじ1
酒 … 大さじ2

作り方

1 鶏レバーは3cm大に切る。血の塊があれば取り除いて、流水で洗う。水を切った後、下味をよく揉み込む。

2 1に片栗粉をまぶして、手でよく揉む。

3 ニラは5〜10cmの長さに切る。

4 フライパンにごま油を熱し、2を炒める。色が変わったら3、調味料を加える。

5 器に盛り付けたら出来上がり。

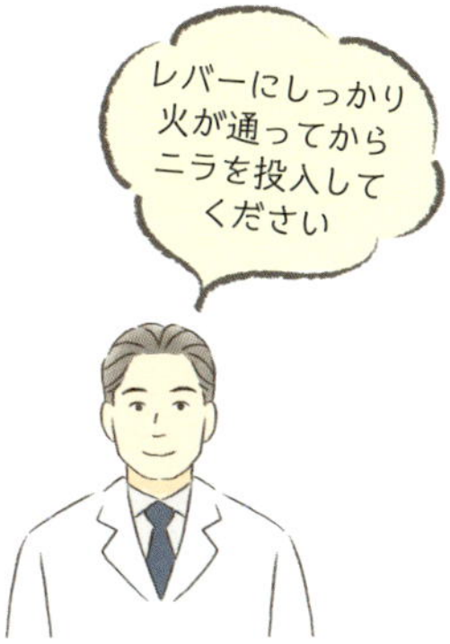
レバーにしっかり
火が通ってから
ニラを投入して
ください

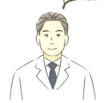

えび・帆立・ズッキーニのアーリオオーリオ

調理時間

10分

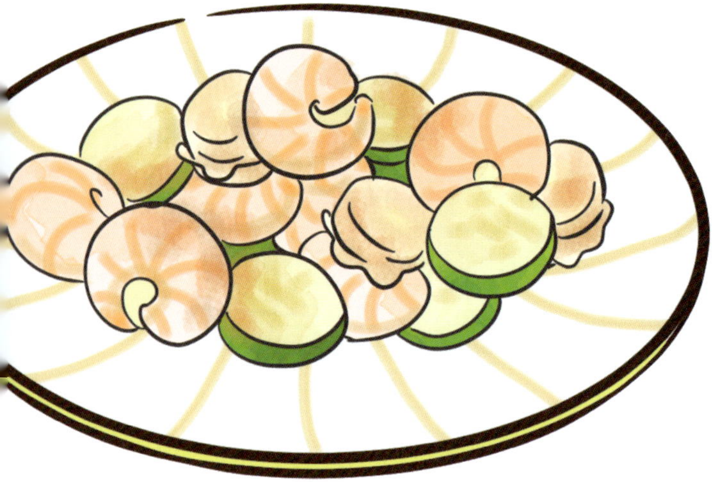

材料（2人分）

えび … 10尾
ベビー帆立 … 10個
ズッキーニ … 1本
にんにく … 1片
オリーブオイル
… 大さじ1

［えび・帆立下味］
酒 … 大さじ2.5
塩こしょう
… 少々

［調味料］
塩 … 小さじ1/2
しょうゆ
… 小さじ1
黒こしょう
… 適量

作り方

1 えびは背わたを取って殻をむき、ベビー帆立と一緒に下味をつける。

2 ズッキーニは厚さ5mmの輪切りにする。

3 にんにくは包丁の腹でつぶす。

4 フライパンにオリーブオイル、3を入れて熱し、中火で2を炒める。

5 ズッキーニの片面に焼き色が付いたら裏返し、1、調味料を合わせて炒める。

6 器に盛り付けて完成。

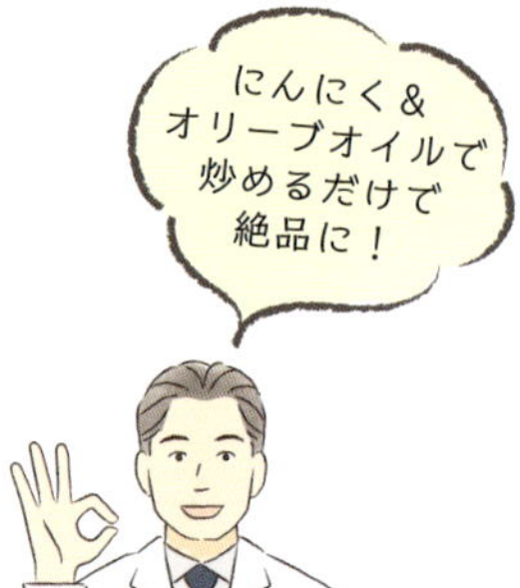

にんにく&
オリーブオイルで
炒めるだけで
絶品に！

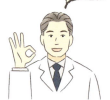

ドライカレー

調理時間 60分

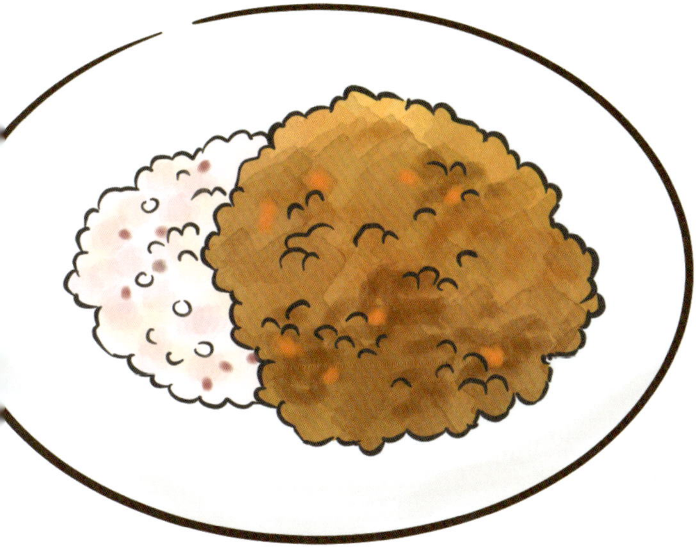

材料（4人分）

玉ねぎ … 1/2個
にんじん … 1/2本
豚ひき肉 … 100g
ごま油 … 適量

［ごはん］（3合炊飯）
白米 … 2.5合
黒米 … 0.5合

［調味料］
薄口しょうゆ … 大さじ1
オイスターソース … 大さじ2
ケチャップ … 大さじ2

［香辛料］
クローブ … 小さじ1
シナモン … 小さじ2
レッドペッパー … 小さじ1
ブラックペッパー … 小さじ1
ターメリック … 大さじ2
生姜パウダー … 小さじ2
にんにくパウダー … 小さじ1

作り方

1 フライパンを熱して、油をひかずに黒米を炒る（ポップコーンのように黒米がはじけ始めたら終了の目安）。

2 炊飯器に白米と1を入れる。3合の目盛りまで水を入れて炊飯する。

3 玉ねぎはみじん切りにする。

4 にんじんはみじん切り（またはすりおろし）にする。

5 フライパンにごま油をひき、3をしんなりするまで炒めたら、4と豚ひき肉を加えて炒める。

6 5に調味料、香辛料を合わせて炒める。

7 器に2のごはんをよそい、6をかける。

羊肉のさつまいも煮込み

調理時間 120分

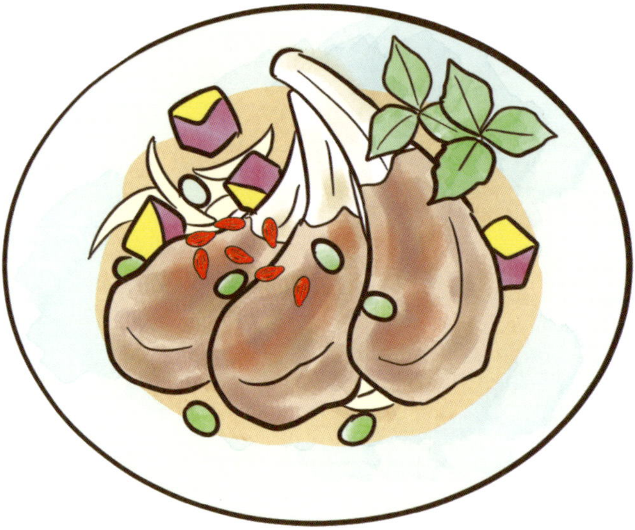

材料（2人分）

ラム肉 … 300g
さつまいも … 1/2本
にんにく … 1片
玉ねぎ … 1/2個
枝豆 … 10さや
クコ … 10粒
三つ葉 … 2本
オリーブオイル … 適量
酒 … 100mℓ
塩 … 小さじ1/2
リンゴ酢 … 小さじ1

［ラム肉下味］
塩 … 小さじ1
こしょう … 小さじ1

作り方

1 ラム肉に塩、こしょうで下味をつける。

2 さつまいもは一口大に切っておく。玉ねぎはくし切りにする。にんにくは包丁の背でつぶして粗みじんに切る。

3 鍋にオリーブオイルとにんにくを入れて弱火で香りが出るまで炒め、さらに玉ねぎを加えて中火で炒める。

4 玉ねぎがしんなりしてきたら、ラム肉を加えて、表面の色が変わったら酒を加えて強火でアルコールを飛ばす。

5 ひたひたの水（分量外）と塩、リンゴ酢を加えて、蓋をして弱火で1時間ほど煮込む。

6 ラム肉が柔らかくなったら、さつまいも、枝豆、クコを加えてさらに30〜40分ほど煮る。

7 さつまいもが柔らかくなったら器に盛り付け、三つ葉を添える。

ムール貝といかの黒米杜仲茶パエリア

調理時間 30分

材料（2人分）

白米 … 1合
黒米 … 0.5合
いか（ボイル）… 70g
玉ねぎ … 1/2個
にんにく … 1片
なつめ … 2個
カリフラワー … 1/4株
オリーブオイル … 適量
ムール貝 … 10個（貝殻 あり・なしどちらでも可）
シークワーサー … 1/2個

［調味料］
塩 … 小さじ1/2
チキンコンソメ（顆粒）… 小さじ1

［香辛料］
杜仲茶 … 1袋（ティーバッグ）
湯 … 500mℓ

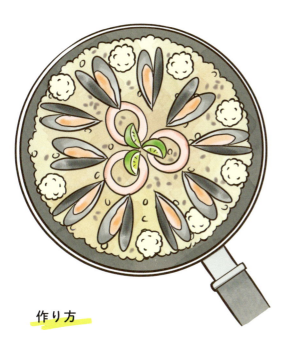

作り方

1 フライパンを熱して、油をひかずに黒米を炒る（ポップコーンのように黒米がはじけ始めたら終了の目安）。

2 白米と1を合せておく（水で洗わない）。

3 いかは輪切りにする。

4 玉ねぎ、にんにく、なつめはみじん切りにする。

5 カリフラワーは小房に分けて8〜10個残し、その他はみじん切りにする。

6 フライパンにオリーブオイルをひき、3を入れ、焦げ目がつくまで炒めた後、4、5を加えて炒める。

7 ムール貝と杜仲茶（500mℓ）を入れて、調味料を加える。ひと煮立ちしたらムール貝、カリフラワー（小房）、いかを取り出す。

8 2を加えて、強火で5分、さらに弱火で12分かけて炊き上げる。仕上げに20秒ほど強火にかける。

9 ムール貝、カリフラワー（小房）、いかを戻し入れて、くし切りにしたシークワーサーを乗せる。

クラゲと菊花の和え物

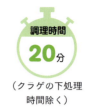

調理時間
20分
（クラゲの下処理時間除く）

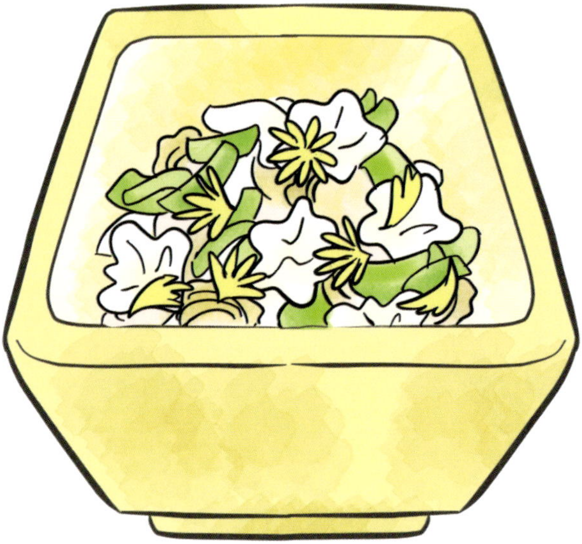

材料（2人分）

クラゲ … 45g
白きくらげ（乾燥）… 5g
ベビー帆立 … 4〜5個
細ねぎ … 4g
菊花 … 適量

[調味料]
酢 … 50mℓ
きび砂糖 … 大さじ1
塩 … 小さじ1/2弱

作り方

1 クラゲは水で強く揉み洗いして、70〜80℃のお湯にさらし、すぐに水にさらして30〜40分塩抜きをする。その後5cmほどの長さに切る。
2 白きくらげは1分ほど湯通しし、3cmの大きさにちぎる。
3 ベビー帆立は粗みじん切りにする。
4 細ねぎは小口切りにしておく。
5 鍋に調味料を入れて、きび砂糖が溶けたら火を止める。
6 **5**をボウルに移し、水を切った**1**、**2**、**3**、菊花を入れて混ぜる。
7 器に盛り付けて、上から**4**をかけたら出来上がり。

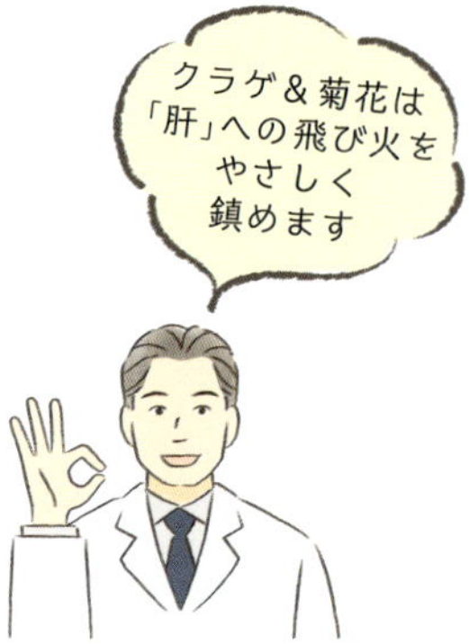
クラゲ＆菊花は
「肝」への飛び火を
やさしく
鎮めます

調理時間 15分

ニラたま

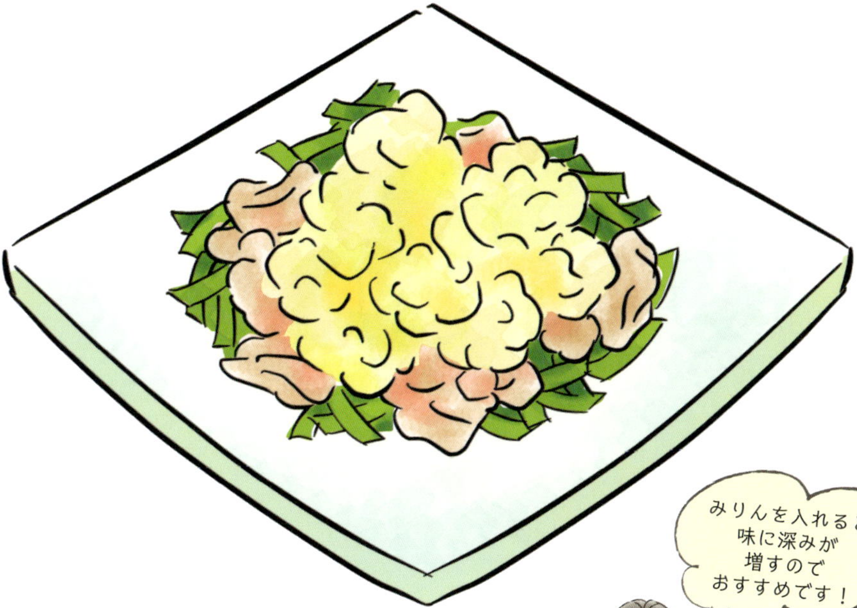

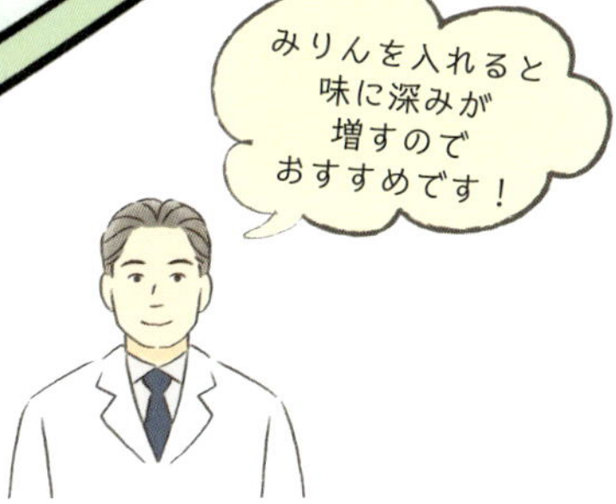
みりんを入れると
味に深みが
増すので
おすすめです！

材料（2人分）

ニラ … 1束
豚肩ロース肉 … 200g
卵 … 4個
ごま油 … 適量

［調味料］
しょうゆ … 大さじ1
オイスターソース … 大さじ1
みりん … 大さじ2

作り方

1 ニラは3cmの長さに切る。豚肩ロース肉は食べやすい大きさに切る。

2 フライパンにごま油をひいて豚肩ロース肉に火を通し、ニラ、調味料を加えて炒める。

3 2を器にとる。

4 フライパンにごま油をひき直し、卵を入れて半熟炒り卵にする。

5 3に乗せて完成。

しじみのなたまめ味噌汁

調理時間 10分

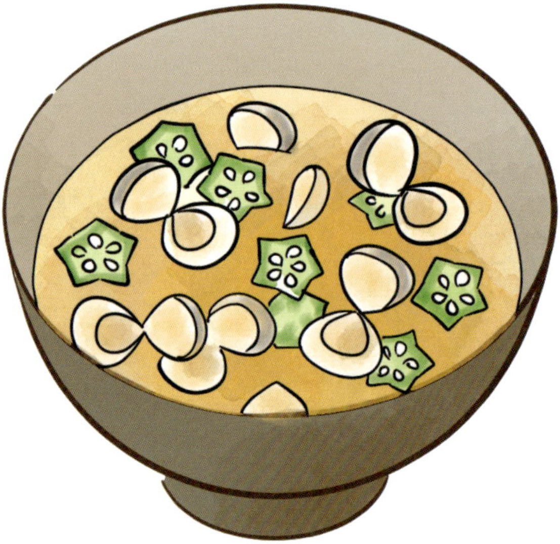

材料（2人分）

水 … 600㎖
おくら … 5本
なたまめ茶
　… 1袋（ティーバッグ）
しじみ … 150g
（レトルトしじみでもOK）

[調味料]
味噌 … 大さじ1.5

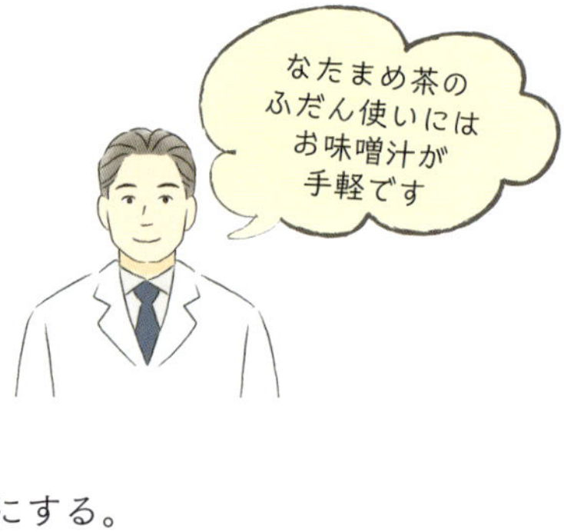
なたまめ茶の
ふだん使いには
お味噌汁が
手軽です

作り方

1 鍋に水を入れて沸騰させる。

2 おくらはうぶ毛をこすり取り、細い輪切りにする。

3 なたまめ茶を入れて5分程煮出す
（その後ティーバッグは引き上げる）。

4 鍋にしじみを入れて中火で熱し、沸騰したら弱火にしてあくを取る（レトルトしじみは入れるだけでOK）。

5 しじみの殻が開いたら、2、味噌を入れて溶かす。

6 器によそって出来上がり。

いかとほうれんそうのくるみ酢味噌和え

調理時間
15分
（クコの戻し時間除く）

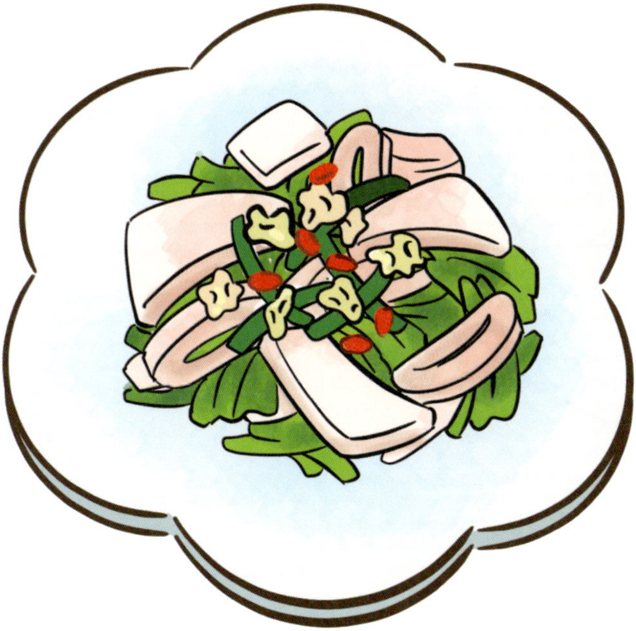

材料（2人分）

クコ … 大さじ1
いか … 1ぱい
（ボイル刺身
　… 200gでも可）
ほうれんそう … 1束
くるみ
　… 10g（5～6個）

[調味料]
酢 … 大さじ2
白味噌
　… 大さじ2
きび砂糖
　… 大さじ2

作り方

1 クコは水に浸して柔らかく戻す。

2 ボウルに調味料を混ぜ合わせる。

3 いかはワタを取り、洗って皮をむき、さっと塩茹でする。胴は薄い輪切りに、足は4cmほどの長さに切る。（ボイル刺身であれば、そのまま4～5cmに切る。）

4 ほうれんそうは湯がき、絞って4cmほどの長さに切る。

5 くるみを粗みじん切りにする。

6 1、3、4、5を2のボウルに入れ混ぜ合わせる。

7 器に盛り付けて出来上がり。

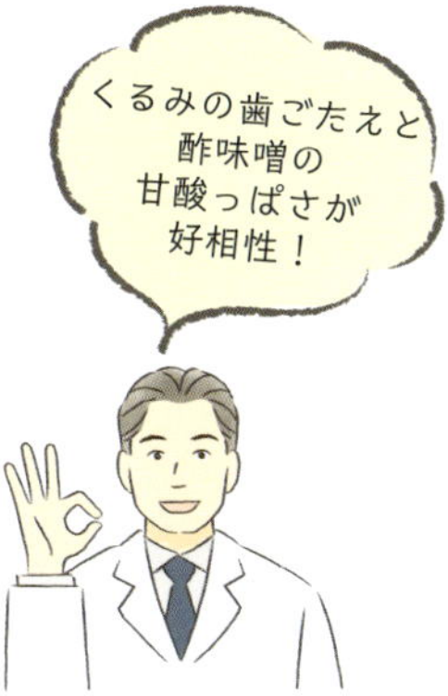
くるみの歯ごたえと
酢味噌の
甘酸っぱさが
好相性！

マイルドいかチリ

調理時間 30分

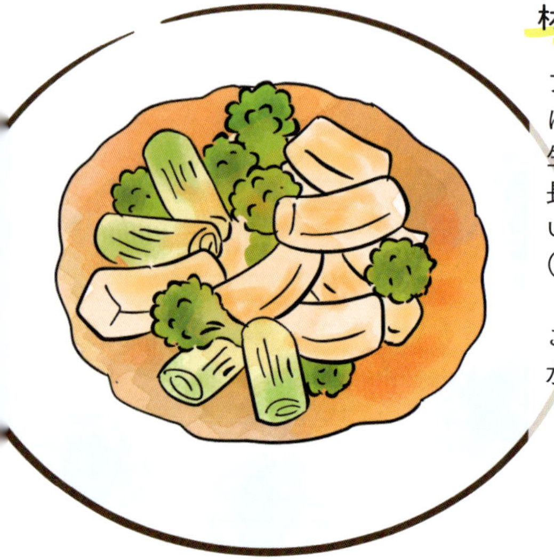

材料（2人分）

ブロッコリー … 1株
にんにく … 1片
生姜 … 1片
長ねぎ … 10cm
いか … 200g
（ボイル刺身
… 200gでも可）
ごま油 … 適量
水溶き片栗粉
… 大さじ2
（片栗粉 … 大さじ1
／水 … 大さじ1）

［いか下味］
酒 … 大さじ1
塩こしょう
… 少々

［トマトケチャップ］
トマト … 1個
玉ねぎ … 1/4個
にんにく … 1片
酢 … 大さじ3
砂糖 … 大さじ2
塩こしょう
… 小さじ1

［調味料］
しょうゆ
… 小さじ1
砂糖 … 小さじ1
水 … 大さじ2

作り方

1 ブロッコリーは小房に分けて下茹でする。

2 にんにく、生姜はみじん切りにして合わせる。

3 長ねぎはみじん切りにして分けておく。

4 いかを準備する（ボイル刺身でもOK）。
- いかはワタを取り、洗って皮をむき、さっと塩茹でする。
- 胴は薄い輪切りに、足は4cmほどの長さに切って下味を付ける。

5 トマトケチャップを作る（市販のケチャップ大さじ2～3でもOK）。
- トマトはヘタの反対側に十字の切り込みを入れて、湯で10秒ほど茹で、流水で洗いながら、皮をむいてざく切りにする。
- 玉ねぎはざく切り、にんにくは薄切りにする。
- これらをミキサーにかけ、なめらかになったら鍋に移して中火で熱し、残りの材料を加えて煮詰めてソース状にする。

6 フライパンにごま油をひき、4を熱した後に1、2を入れて炒める。

7 いかに火が入ったら、3、5、調味料を入れて、中火で煮詰める。

8 水溶き片栗粉でとろみをつけて、器に盛り付ける。

彩りピーマンの茹で豚にんにくソース

調理時間 20分

材料（2人分）

きゅうり … 1本
ピーマン（赤・黄）
　… 各1個
豚バラ肉 … 200g
長ねぎ、生姜 … 各適量
　（豚バラ肉を茹でる用）

［調味料］
すりおろしにんにく
　… 小さじ1
甜麺醤《てんめんじゃん》 … 大さじ1
しょうゆ … 大さじ1

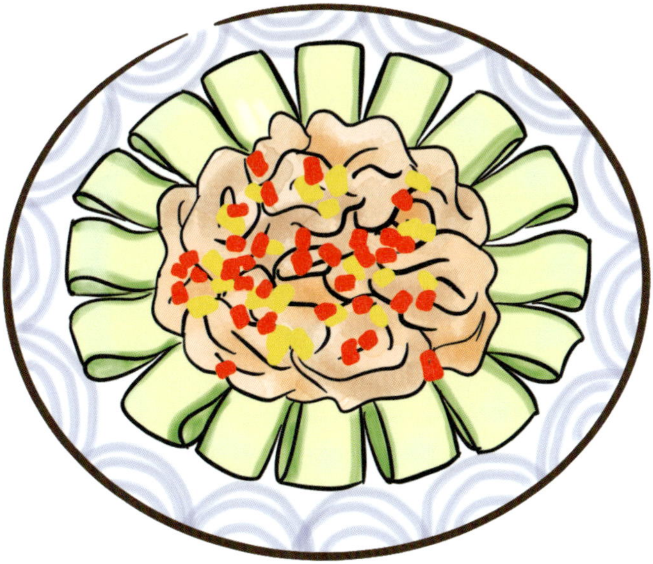

作り方

1 きゅうりはピーラーを使って薄く長く切る。水につけてパリッとさせてから、水気を切っておく。

2 ピーマン（赤・黄）はみじん切りにして、調味料と合わせてソースにする。

3 鍋にたっぷりの水と長ねぎ、生姜を入れて沸騰させる。豚バラ肉を入れて茹でる。

4 器に1を敷き、3を盛り付け、上から2をかける。

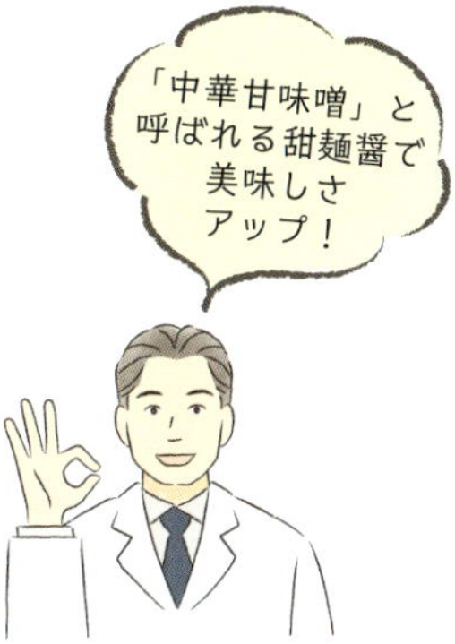
「中華甘味噌」と呼ばれる甜麺醤で美味しさアップ！

調理時間
20分

すずきの包み蒸し

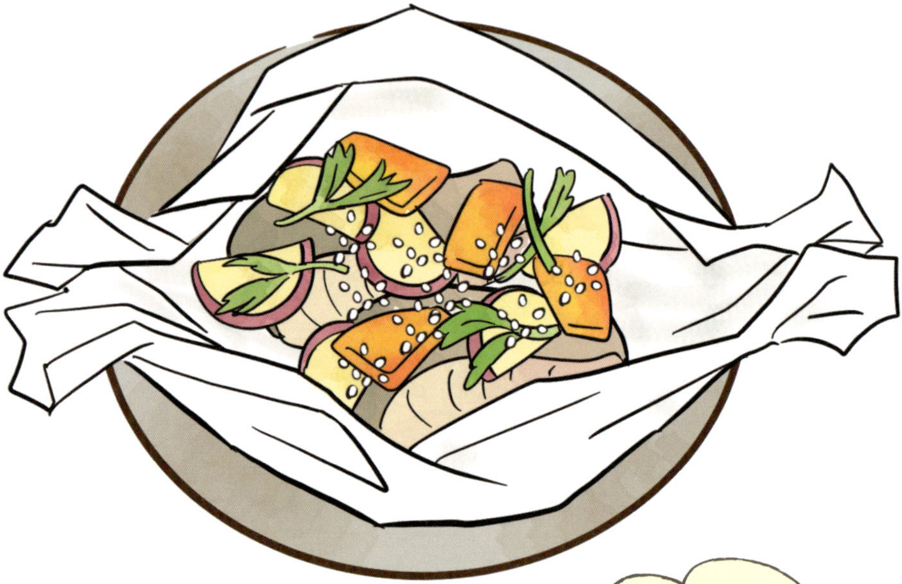

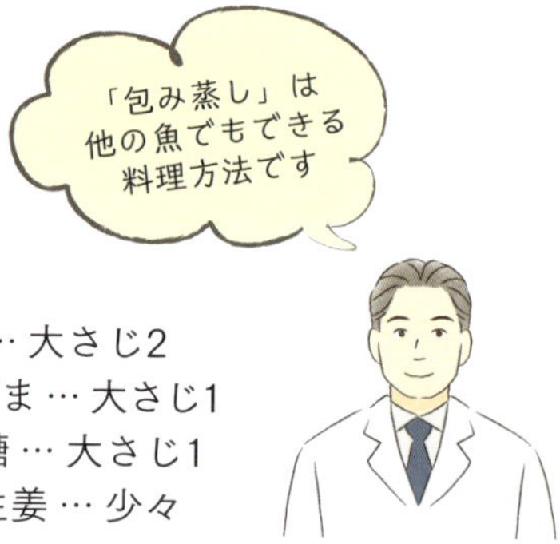

材料（2人分）

さつまいも … 1/2本
にんじん … 1/2本
すずき … 100g
三つ葉 … 10〜15本

［すずき下味］
酒 … 大さじ2
塩 … 小さじ1/2

［調味料］
ポン酢 … 大さじ2
白いりごま … 大さじ1
きび砂糖 … 大さじ1
おろし生姜 … 少々

作り方

1 さつまいもは縦半分に切り、厚さ5mmの半月切りにする。水につけてあく抜きをする。

2 にんじんは厚さ5mmの半月切りにする。

3 すずきは下味をつける。

4 クッキングシートに1、2、3、適当な長さに切った三つ葉を乗せて閉じ、両端をキャンディーを包むようにねじり、蒸し器で10分蒸す。

5 器に4を移して広げ、調味料をかける。

ふわふわお好み焼き

調理時間
20分
（豆腐の水切り
時間除く）

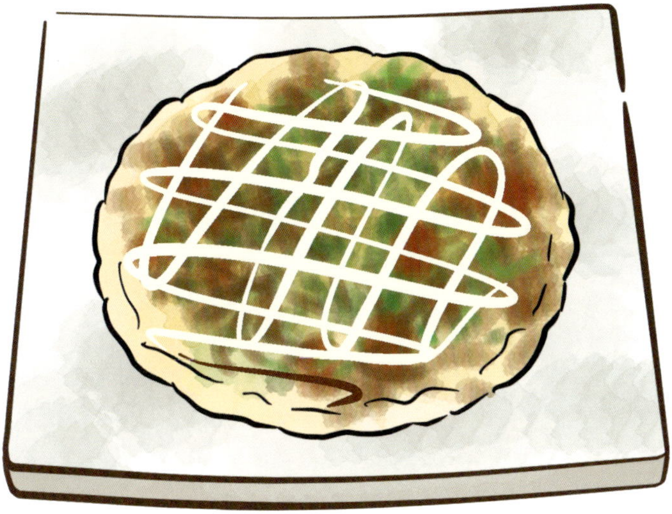

材料（2人分）

木綿豆腐 … 1/3丁
とうみょう … 20本程度
キャベツ … 100g
卵 … 1個
薄力粉 … 大さじ2
ちりめんじゃこ
… 大さじ2
水（生地用）… 大さじ5
ごま油 … 適量
かつお節 … 適量
お好み焼きソース
… 適量
マヨネーズ
… お好みで

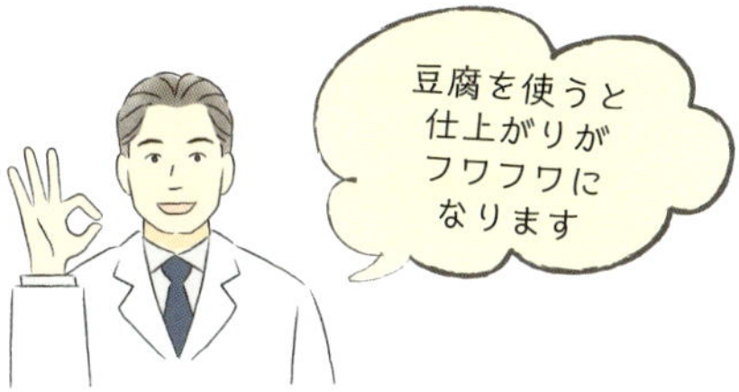
豆腐を使うと
仕上がりが
フワフワに
なります

作り方

1 木綿豆腐はキッチンペーパーに包み、重しを乗せて水気を切っておく。

2 とうみょうは5cmの長さに切る。

3 千切りにしたキャベツと、崩した**1**をボウルで合わせる。

4 **3**に卵、薄力粉、ちりめんじゃこ、水を混ぜ合わせる。フライパンにごま油をひいて焼き、片面に焼き色がついたら、ひっくり返してもう片面を焼く。

5 焼けた面に**2**をかけて、蓋をして蒸し焼きにする。

6 焼き上がったら器に移して、お好み焼きソース、かつお節をかけて出来上がり（マヨネーズはお好みで）。

教えて！
田野岡さん

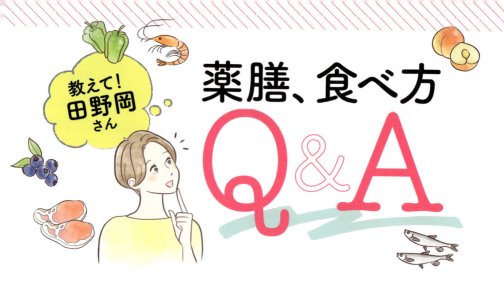

薬膳、食べ方 Q&A

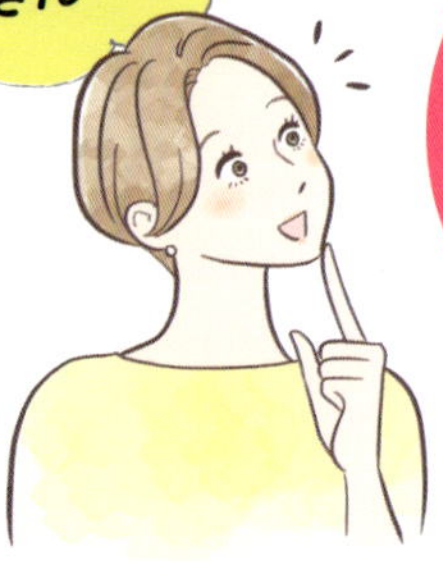

Q1 仕事が忙しく、食事や料理にあまり時間がかけられません。どうすればいいですか？

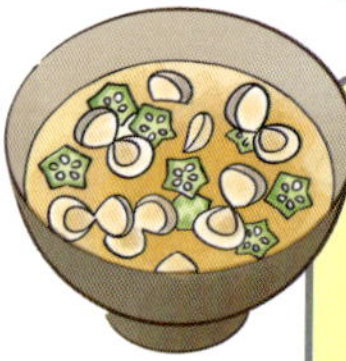

薬膳といっても、むずかしく考える必要はありません。普段の食事に、効能のある食材をちょい足しする程度でも十分です。みそ汁やスープなど調理時間が短くて済む料理も立派な薬膳になります。

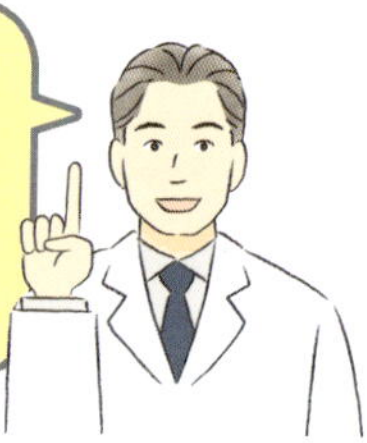

Q2 更年期症状はまだ出ていません。予防のために薬膳を取り入れるのはあり？

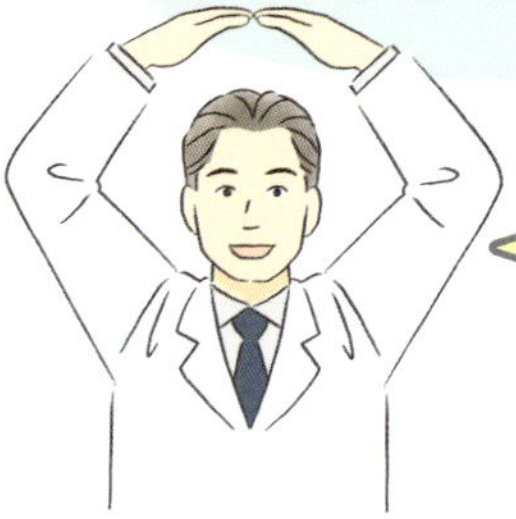

更年期症状の予防にも、薬膳はもちろん有効です。未来の自分のためにも、自分の身体と向き合って食事には気を使ってみてください。

Q3 食材にそれほどお金をかけられないのですが…。

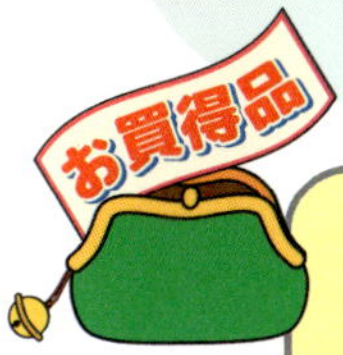

旬な食材で安価なものが、スーパーに行くと目立つ位置に陳列してあります。旬な食材は、その季節に適した効能も多く含んでいるので、上手に活用してみるのも一つの方法です。

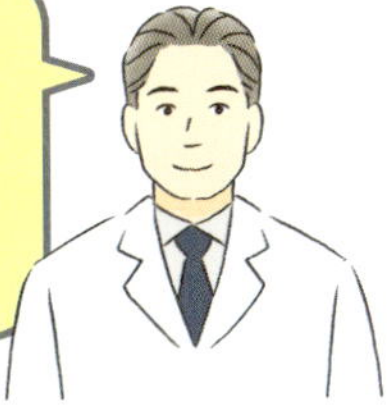

Q4 普通の人と比べて食が細いです。食事の量を多くせずに効果を得る方法はありますか？

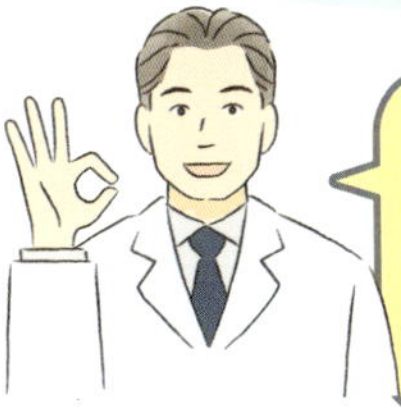

無理に量を摂る必要はありません。お茶やスムージーなど、自分に合った方法で身体が求める効能を摂り入れてみてください。

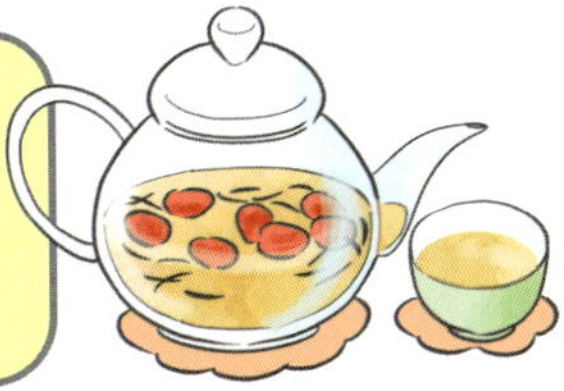

Q5 身体に良い食材を食べれば食べるほど、やっぱり身体は良くなるの？

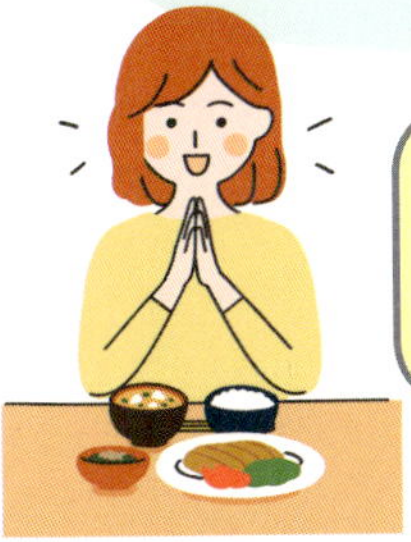

多く食べれば良いというわけでは、もちろんありません。3食きちんと食べて、腹八分目を心がけましょう。

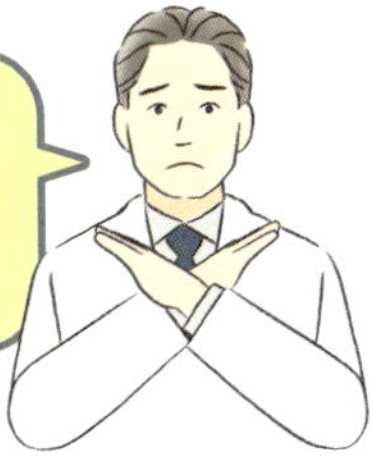

Q6 1つの食材をずっと食べ続けていればいいの？

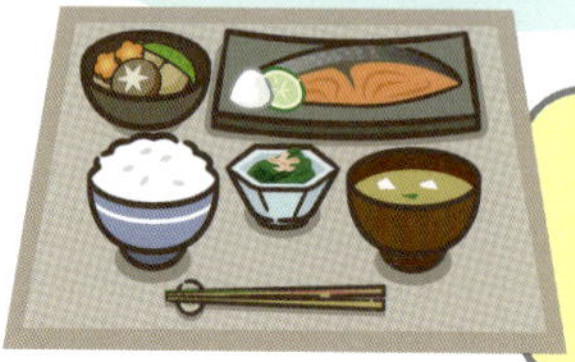

何事もバランスが大切です。ある特定の食材だけでなく、彩り多い食事を心がけてください。

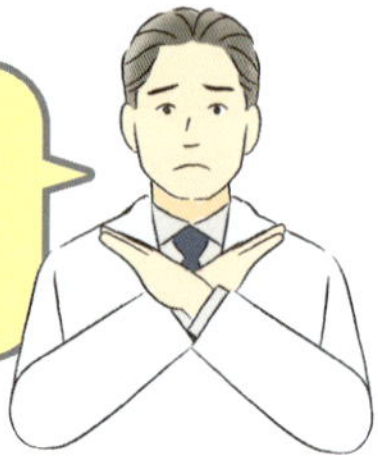

Q7 頻繁にスーパーへ買い物に行けません。私に薬膳づくりはむずかしいでしょうか？

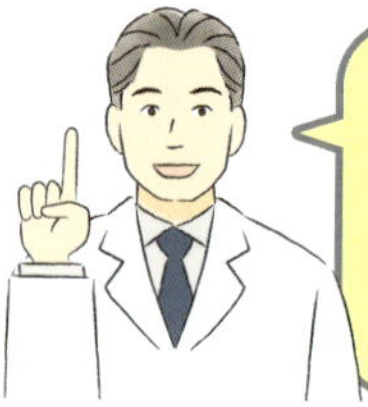

乾物や穀物、豆類、日持ちする食材をキッチンに常備するのも一つのやり方です。自分の生活スタイルの中で、無理なく続けられる方法を第一にしてほしいと思います。

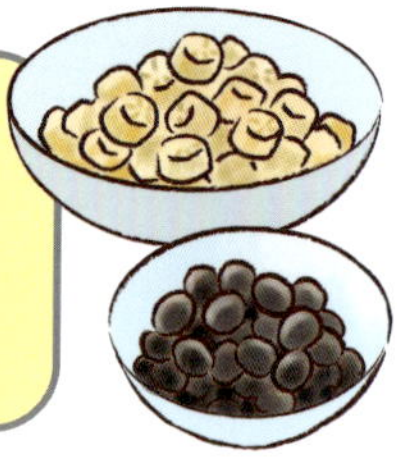

Q8 身体に良い食材を使った料理でも、つい早食いしてしまいます。やはり良くないですよね…？

食事の基本はよく噛んで、ゆっくり食べるのが理想です。つい早食いになってしまうと、あまり噛まずに飲み込むものが多くなり、消化作用の“脾”の機能に負担をかけてしまいます。

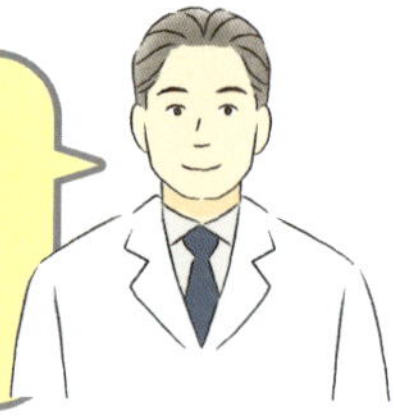

Q 9

魚介類が苦手です。やはりがまんして食べたほうがいい？

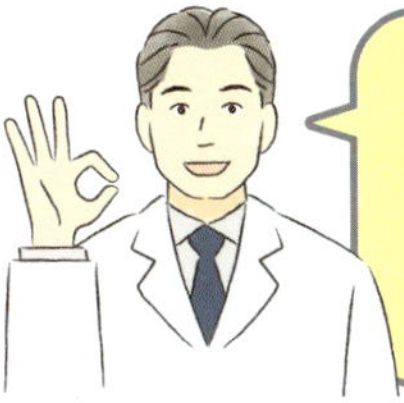

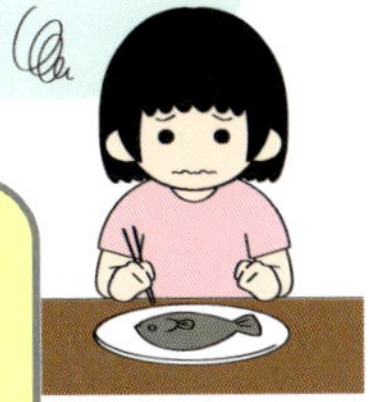

苦手な食材を無理して食べる必要はありません。魚介類が苦手ならば、野菜や肉など他の食材を中心に、自分の症状に合った食材を摂るように心がけましょう。

Q 10

食材を意識的に選んで食べていると、身体が軽くなったような気がします。薬膳は更年期症状以外にも効果があるのでしょうか？

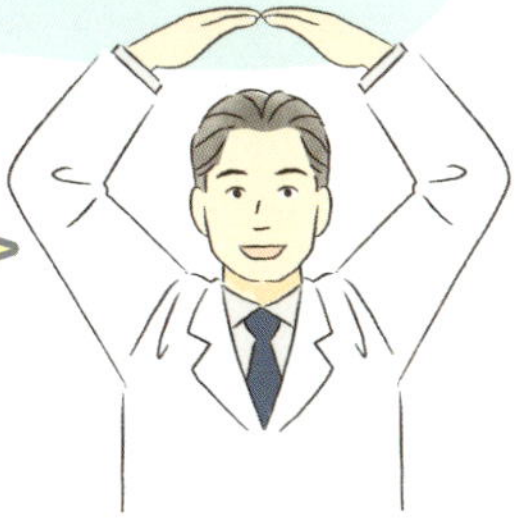

自分に合った薬膳料理を摂り続けていると、身体が本来の正常な状態に戻り始めます。油っこいものやジャンクな食品を次第に求めなくなり、自然な味覚や体重に落ち着くのだと考えられます。

Q 11

甘いものが大好きです。どうしても市販品のおやつに手が出てしまいます。

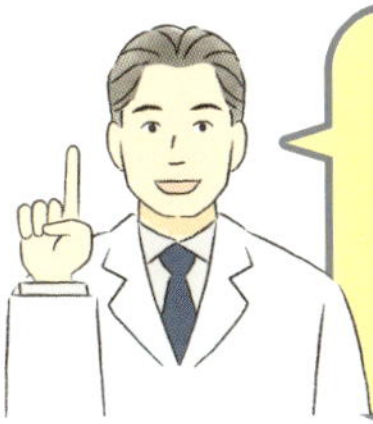

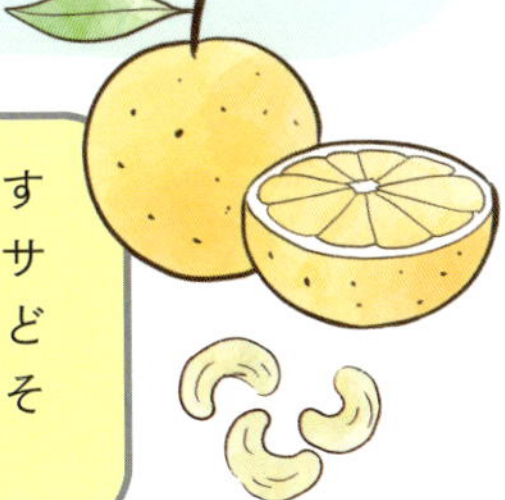

甘いものはすぐにエネルギーに変わりやすいです。身体からのエネルギー不足のサインは見逃さないでくださいね。果物などの自然な甘みに置きかえられるのなら、それもおすすめです。

著者

田野岡亮太（たのおか りょうた）

株式会社再春館製薬所　国際薬膳調理師・予防医学指導士。九州工業大学大学院卒業後、2003年再春館製薬所に入社。10年間化粧品の開発に携わった後、同社の食品ブランド「Lashiku」の商品開発担当に。中医学を学び、「お客様のイキイキを食からも応援したい」と、国際薬膳調理師の資格を取得。「食べることで身体へのアプローチができる」薬膳を商品開発にも取り入れている。

（STAFF）
イラスト／スギザキメグミ、山里將樹
デザイン／西巻直美（明昌堂）
構成・制作／網野由美子
校正／東京出版サービスセンター
DTP／明昌堂
営業／雄川英利子（主婦の友社）
編集担当／中川通、鈴木誠史（主婦の友社）

ご自《じ》愛《あい》薬《やく》膳《ぜん》

2025年1月31日　第１刷発行

著　者　　田《た》野《の》岡《おか》亮《りょう》太《た》
発行者　　大宮敏靖
発行所　　株式会社 主婦の友社
　　　　　〒141-0021 東京都品川区上大崎3-1-1 目黒セントラルスクエア
　　　　　電話 03-5280-7537（内容・不良品等のお問い合わせ）049-259-1236（販売）
印刷所　　大日本印刷株式会社

ISBN978-4-07-460517-0
